NIKE HILBER

PSYCHOTHERAPIE
ohne Fachgedöns

NIKE HILBER

PSYCHOTHERAPIE

ohne Fachgedöns*

Therapiemomente
miterleben und für die eigene
Entwicklung nutzen

*wissenschaftlich fundiert, verständlich formuliert

KÖSEL

FSC www.fsc.org
MIX
Papier | Fördert gute Waldnutzung
FSC® C014496

Penguin Random House Verlagsgruppe FSC® N001967

Umschlaggestaltung: zero-media.net, München
Umschlagbild: © concept-steiner
Redaktion: Isabelle Toppe
Satz: Satzwerk Huber, Germering
Druck und Bindung: GGP Media GmbH, Pößneck
Printed in Germany
ISBN 978-3-466-34829-9

www.koesel.de

INHALT

ÜBER DIESES BUCH

»Psychotherapien sind Schutzräume, in denen das Unsagbare sagbar werden kann. In denen das Unfühlbare fühlbar werden kann. In denen das Undenkbare denkbar werden kann. Und in denen das Unvorstellbare vorstellbar werden kann.«

WIE ES DAZU KAM

Als psychologische Psychotherapeutin komme ich nicht umhin, anzuerkennen, wie wichtig es ist, über Psychotherapie aufzuklären. Viele Menschen haben nach wie vor Berührungsängste damit, sich Hilfe zu holen und eine Therapie zu machen. Das, was für die einen selbstverständlich klingt, ist also für andere noch lange keine Normalität. In Kreisen, in denen psychische Gesundheit so gut wie nie thematisiert wird und man ärztlichen Rat selbst bei körperlichen Beschwerden nur im absoluten Notfall sucht, kann allein die Idee einer Psychotherapie völlig abwegig, zumindest aber sehr abstrakt wirken. Nicht allen ist bewusst, dass Psychotherapie eine ernst zu nehmende Behandlungsmethode für psychische Erkrankungen ist. Das ist dann eher was für »Verrückte« oder »Schwächlinge«, zu denen man sich selbst auf keinen Fall zählen möchte. Aber was ist, wenn die psychische Belastung irgendwann so unerträglich wird, dass man sich gezwungenermaßen selbst als »eine:r von denen« betrachten muss?

Früher oder später können wir alle zu Patient:innen werden, eine Garantie für psychische Gesundheit gibt es nicht.

Die Bundespsychotherapeutenkammer schreibt in ihrem Hintergrundpapier zur Weiterentwicklung der psychotherapeutischen Versorgung vom 13.08.2023: »Jedes Jahr erkranken rund 20 Millionen Menschen an einer psychischen Erkrankung« (Barkmann & Schulte-Markwort, 2010; Jacobi et al., 2014).

Die Deutsche Depressionshilfe (2023) erklärt auf ihrer Homepage: »In Deutschland versterben jährlich ca. 9200 Menschen durch Suizid. Das sind mehr Menschen, als im Verkehr (ca. 3000), durch Drogen (ca. 1500) und an AIDS (ca. 270) zu Tode kommen (Statistisches Bundesamt 2020). Die Zahl der Suizidversuche ist schätzungsweise 15- bis 20-mal so hoch. Zwei von drei Suiziden werden von Männern verübt. Insbesondere ältere Männer haben ein erhöhtes Risiko. Bei den Suizidversuchen sind hingegen junge Frauen gefährdet.«

Psychische Erkrankungen wie Depressionen gehören zu den Hauptursachen für Suizide: »Die Mehrheit der Menschen, die durch Suizid versterben, haben an einer psychiatrischen Erkrankung gelitten (90 %), am häufigsten an einer Depression (> 50 %). Daneben sind Schizophrenie und Suchterkrankungen ebenfalls mit einem erhöhten Suizidrisiko verbunden. Die erfolgreiche Behandlung der psychiatrischen Erkrankung stellt somit die beste Suizidprävention dar!« (Deutsche Depressionshilfe, 2023).

Psychotherapie kann also buchstäblich Leben retten. Eine Patientin drückte ihre Ambivalenz gegenüber Therapien etwa so aus: »Wissen Sie, als ich bei Ihnen anfing, hielt ich nicht gerade viel von Psychotherapie, dachte, es sei Quatsch. Ich war der festen Überzeugung, mir sei nicht zu helfen und ich würde nie aus diesem schwarzen Loch herausfinden. Und jetzt sitze ich Ihnen gegenüber und ich mag mein Leben wieder, bin so weit gekommen und habe wieder Hoffnung. Das hätte ich mir damals nie vorstellen können.«

Genau deshalb ist es so wichtig, über Psychotherapie zu sprechen. Denn Menschen haben das Recht, zu wissen, dass – ebenso wie es für nahezu jeden Körperteil spezialisierte Fachärzte und -ärztinnen gibt – auch sehr gut ausgebildete Expert:innen existieren, die die Behandlung psychischer Erkrankungen zu ihrer Profession erhoben haben: approbierte Psychotherapeut:innen.

Aber wie genau entstand die Idee für dieses Buch? Außerhalb meiner psychotherapeutischen Arbeit sah ich mich immer wieder mit Fragen wie »Was genau passiert da eigentlich in den Sitzungen?« oder »Wie therapiert ihr denn konkret, zum Beispiel bei einem depressiven Patienten?« konfrontiert. Oder noch allgemeiner: »Was kann man sich unter psychodynamischer Psychotherapie vorstellen?« Und gerade zu Beginn meiner Ausbildung zur tiefenpsychologischen Psychotherapeutin fiel es mir unglaublich schwer, anderen kurz und gut verständlich zu erklären, was ich da lernte und wie das konkret in der Praxis aussah.

Da »der Wissenschaftliche Beirat für Psychotherapie bereits 2004 die tiefenpsychologisch fundierte Psychotherapie (TP) und die analytische Psychotherapie (AP) unter dem Begriff ›psychodynamische Psychotherapie‹ zusammengefasst hat« (Benecke, 2022, S. 420), werde ich im Verlauf des Buches vor allem auf diese Bezeichnung meiner psychotherapeutischen Tätigkeit zurückgreifen. Denn manchmal lassen sich die beiden Verfahren nicht so einfach auseinanderhalten, und bis diese Differenzen geklärt sind, adaptiere ich den auch im internationalen Vergleich geläufigen Begriff der »psychodynamischen Psychotherapie« (*psychodynamic therapy*) (Benecke, 2022).

Jedenfalls schielte ich nicht selten neidisch in Richtung der Kolleg:innen anderer Psychotherapierichtungen, die im Gespräch selbstbewusst konkrete, störungsbezogene Techniken an ihren Fingern abzählen konnten. Ich hingegen brabbelte auf die Frage »Und was macht man dann als Psychodynamikerin?« nicht selten irgendwas von Beziehung und Relevanz der Biografiearbeit, was aber weder mich noch mein Gegenüber vollends zufriedenstellte. Da musste doch mehr gehen, aber wie konnte ich das prägnant und in einfachen Worten erklären?

Damals kämpfte ich selbst noch damit, komplexe Theorien zu verstehen und mich durch ellenlange Schachtelsätze zu arbeiten. Fast wöchentlich saß ich mit dicken Fachbüchern und Bleistift bewaffnet in Cafés oder zuhause auf der Couch und versuchte – eine Tasse Cappuccino nach der nächsten trinkend –, Theorien und Praxisbeispiele zu durchdringen. Diese Zeit und Ressourcen zur Verfügung zu haben, ist nicht allen vergönnt, was mich zusätzlich anspornte, etwas zurückzugeben. Die Theorien zu verstehen war eine Sache, sie dann aber anderen Menschen, die nicht vom Fach waren, verständlich zu erklären, eine ganz andere.

Ich weiß, dass das von mir gewählte Psychotherapieverfahren wissenschaftlich fundiert und wirksam ist (Leichsenring et al., 2023; Lilliengren, 2023). Meine mehr schlecht als recht formulierten, entweder überkomplexen (»Halt die ›paranoid-schizoide Position nach Melanie Klein‹, du weißt schon …«) oder unterkomplexen (»Kindheit ist wichtig.«) Erklärungsversuche hinterließen jedoch das schale Gefühl, weder dem Bedürfnis nach Verständnis meines Gegenübers noch meinem Anspruch nach wissenschaftlicher Präzision gerecht geworden zu sein. Manchmal versuchte ich es mit der Erklärung von abstrakten Begriffen, was aber auch nicht den gewünschten Aha-Effekt zur Folge hatte. Ich begann also, mich in meinem näheren Umfeld umzuhören, und erhielt das Feedback, dass sich Menschen tatsächlich von der Komplexität und den begrifflichen Ungeheuern abgeschreckt fühlten, die insbesondere in der psychodynamischen Theorie bis heute ihr Unwesen treiben. Als Laie hätte man keine Chance, das zu verstehen. Das deckte sich mit meinem Bauchgefühl, da es mir ja selbst nicht gelang, konkret auf den Punkt zu bringen, was eine psychodynamische Psychotherapie ausmacht – und das, obwohl ich vom Fach war. Wie sollte es dann Nicht-Expert:innen gehen? Das führte mich in einen Konflikt: Wie in einer gelungenen Psychotherapie wollte ich mit meinen Mitmenschen in Resonanz treten und Raum für Bewusstwerdung schaffen. Doch genau daran scheiterte ich, wenn es um mein eigenes Fachgebiet ging. In mir keimte zunehmend der Wunsch auf, etwas daran zu ändern.

Ich entwickelte die ehrgeizige Idee, dass es möglich sein müsse, die Inhalte meiner Ausbildung verständlich zu vermitteln, jedoch ohne dass sie an Komplexität einbüßten. Im gleichen Zug überlegte ich, welches Medium geeignet wäre, um das psychodynamische Wissen frei zugänglich, vor allem aber kostenlos und milieuübergreifend in die Welt hinauszutragen. Auf Empfehlung entschied ich mich für die damals aufkommende Social-Media-Plattform Instagram. Instagram war für mich Neuland, und ich hatte meine Bedenken wegen der befürchteten gesundheitlichen Risiken, die mit Social-Media-Konsum einhergehen können (Primack, Shensa, Sidani, Escobar-Viera & Fine, 2021). Andererseits sprach die Niederschwelligkeit des Mediums für sich: Alles, was ich brauchte, um meine Idee umzusetzen, war ein Smartphone. Die Entscheidung war also schnell getroffen.

Ich überlegte mir einen griffigen Hashtag, der genau das ausdrückte, was ich vorhatte, nämlich psychodynamische Themen wissenschaftlich fundiert und verständlich formuliert möglichst vielen Menschen zugänglich zu machen. Innerhalb kurzer Zeit entschied ich mich – es war vielmehr ein »Ach ja, das klingt doch gut, nehme ich.« – für den Hashtag #ohnefachgedöns, der nun auch den Titel dieses Buches ziert.

So entstand mein Instagram-Account @la_psychologista, der mittlerweile eine Follower:innenanzahl im fünfstelligen Bereich hat. Nicht alles dort dreht sich nur um den Hashtag #ohnefachgedöns; nach und nach kamen weitere Themen hinzu. Besonders beliebt bei meinen Follower:innen sind die fiktiven Einblicke in psychodynamische Psychotherapiesitzungen (auf Instagram »Gespräch unter vier Augen«). Nicht selten flatterte sinngemäß ein »Hast du nicht Lust, darüber mal ein Buch zu schreiben?« oder »Ich würde so ein Buch kaufen!« in die Kommentarspalte meiner Beiträge oder direkt in mein Postfach. So entstand langsam der Wunsch, schreiben zu wollen.

Es verging einige Zeit, bis ich eine genaue Vorstellung davon hatte, über was und vor allem wie ich schreiben wollte. Ich hatte keine Eile, und das echte Leben forderte mich – unter anderem stand die Approbationsprüfung bevor. Nachdem ich dahinter einen Haken setzen konnte, hatte ich wieder freie geistige Kapazität. Und bei einem sonnigen Geburtstagsbrunch mit Freund:innen wurde mir plötzlich klar, worüber ich schreiben wollte. So entstand das Buch, dessen Einleitung ich jetzt – tatsächlich selbst immer noch ein bisschen verblüfft – schreibe. Auf die Lesenden warten spannende Einblicke in psychodynamische Schlüsselmomente aus dem Therapiealltag, die ich anschließend erkläre und #ohnefachgedöns zusammenfasse. Als zusätzliches »Zuckerl« gibt es im Anschluss an jede Geschichte noch die #reflexionfürdich – ein praktischer Impuls zur Selbstreflexion. Aber jetzt noch mal langsam.

WAS FÜRS HIRN: #OHNEFACHGEDÖNS

> »Psychotherapien sind Begegnungsräume. Menschen teilen einen Raum. Menschen teilen Zeit. Menschen beschließen, miteinander zu arbeiten. Menschen schenken einander Vertrauen.«

Die Maxime, die uns durch dieses Buch begleiten wird, ist mein Hashtag #ohnefachgedöns. Die, die meinen Account @la_psychologista auf Instagram verfolgen, kennen ihn bereits seit Gründung meines Kanals. Psychodynamiker:innen (also tiefenpsychologisch und/oder analytisch ausgebildete Psychotherapeut:innen) arbeiten von Berufs wegen mit eher sperrigen, komplizierten und für Laien oftmals nur schwer verständlichen Begriffen. Wortungetüme wie »projektive Identifikation« (Wie bitte?) oder »dependente Neurosendisposition« (*kopfkratz) sind da eher die Regel als die Ausnahme. Doch diese kleinen akademischen Monster halten sich nicht ganz ohne Grund hartnäckig, wurden sie doch in der Vergangenheit gewissenhaft beschrieben und in der Forschungsliteratur bereits tausendmal wiederholt. Allerdings stellt sich die psychodynamische Psychotherapie damit auch selbst ein Bein, bringt man sie dadurch eher mit einer verstaubten Biedermeierkommode in Verbindung als mit einem erfrischend stylischen und zeitlosen Möbelstück. Sie verpasst sich damit selbst einen elitären und eher altbackenen Touch, der allerdings so in der Praxis kaum noch zutrifft. Denn eigentlich ist die psychodynamische Psychotherapie eine zutiefst menschen- und beziehungsorientierte Therapieform, die sich seit ihrem stark polarisierenden Gründungsvater Sigmund Freud ständig vor- und zugegebenermaßen auch zurück-, vor allem aber weiterentwickelt hat. Das zeigt sich auch in einer steigenden Anzahl an wissenschaftlichen Studien, die die Wirksamkeit der psychodynamischen Psychotherapie belegen (u. a. Leichsenring et al., 2023; Leichsenring & Rabung, 2011; Leichsenring & Steinert, 2019).

Angetrieben von der Motivation, möglichst vielen Menschen den Zugang zu diesem kostbaren Wissen zu erleichtern, habe ich also die Reihe #ohnefachgedöns ins Leben gerufen. Denn Psychotherapie hin oder her: Wissen sollte nicht nur privilegierten Menschen vorbehalten sein, die im Zuge ihrer akademischen Ausbildung teilweise eher dazu tendieren, sich hinter Mauern der Unverständlichkeit zu verbarrikadieren.

Was Follower:innen meinen:

»#ohnefachgedöns ist eine schöne Serie von dir. Es ist super schwer, komplexe Inhalte einfach darzustellen, aber du machst das immer ganz toll.«

»So schön verständlich, wie du das beschreibst! Gerne mehr!«

WAS FÜRS HERZ: #REFLEXIONFÜRDICH

> »Psychotherapien sind Beziehungen auf Zeit. Menschen lassen sich aufeinander ein. Menschen öffnen sich. Menschen treten in Resonanz. Menschen fühlen.«

Zwischen Theorie und Praxis können Welten liegen. Es ist ein riesiger Unterschied, ob ich etwas »mit dem Kopf denkend verstehe« oder aber »mit dem Herzen fühlend erfahre«. Obwohl die Wissenschaft mittlerweile sehr gut belegen kann, dass Gefühle eine herausragende Rolle in unserem täglichen Erleben spielen, halten sich kollektiv verinnerlichte Grundannahmen wie die des Philosophen René Descartes – »cogito ergo sum« (»Ich denke, also bin ich.«) – hartnäckig in unseren Köpfen. Descartes hatte wohl große Bedenken bezüglich der menschlichen (seiner?) Existenz und fühlte sich selbst am sichersten, wenn er exzessiv zweifelte. Er war vermutlich ein sehr grüblerischer Philosoph, der über das Denken und Zweifeln »Gewissheit über das Ich« (Wille, 2018) zu erlangen versuchte. Er hatte einen Hang zum *Overthinking*, würde man heute vielleicht sagen. Doch alles Denken bringt nichts, wenn man dadurch den Bezug zum Fühlen verliert oder sogar verhindert.

Man kann sich über Jahre mit theoretischen Konzepten auseinandersetzen, schlauen Menschen dabei zuhören, wie sie schlaue Dinge sagen, Essays schreiben, mit gebildeten Menschen diskutieren, ohne je irgendetwas davon ins gefühlte Erleben zu integrieren. Doch gerade innere Entwicklungsprozesse tragen insbesondere dann nachhaltig und lang anhaltend Früchte, wenn sie eben nicht nur (mit dem Kopf) gedacht, sondern auch (mit dem Herzen) gefühlt werden. Außerdem wirkt die Durcharbeitung von Erinnerungen vor allem dann, wenn dabei das gefühlte Erleben entsprechend Raum bekommt (Freud, 1938).

Vielleicht kennst du diese Aha-Momente, in denen es plötzlich »klick macht« und einem etwas »wie Schuppen von den Augen fällt«? Oder einem das Ausmaß von etwas schmerzlich bewusst wird? Es sind diese bittersüßen Momente der Erkenntnis, in denen Gedanken und Gefühle synchron verlaufen, die eine tiefgreifende Entfaltung erst möglich machen.

Menschen sind fühlende und denkende Wesen, und werden Theorien ausschließlich gedacht, büßen sie an Lebendigkeit ein, was wiederum Entmenschlichung befeuert. Ohne mich jetzt post mortem mit Descartes anlegen zu wollen (abgesehen davon, dass ich auf Basis eines Semesters Philosophie im Nebenfach nicht ansatzweise dazu in der Lage wäre), folgt dieses Buch eher dem Grundsatz »Ich denke und fühle, also bin ich«, weshalb im Anschluss an jedes Kapitel neben Anregungen für den Kopf (#ohnefachgedöns) auch Anregungen für das Herz (#reflexionfürdich) zu finden sind. Einfach weil wir eben beides (und noch viel mehr) sind!

Und abschließend der wohl banalste und zugleich wichtigste Grund für die Entstehung dieses Buches – ich habe erstens Freude am Schreiben, und zweitens geben es meine Lebensumstände her. Und wenn es dann noch Menschen gibt, die wiederum Freude daran haben, das, was ich geschrieben habe, zu lesen, *I mean …*

Was Follower:innen meinen:

»Das macht so happy beim Lesen!«;
»Oh bitte, als Buch!«

WAS MIR NOCH WICHTIG IST

DIE SACHE MIT DEN (SELBST-)DIAGNOSEN

Dieses Buch verzichtet bewusst auf die Nennung von Diagnosen. Und zwar um all den potenziell schädlichen Folgen wie Stigmatisierung und Fehleinschätzungen, die durch Selbstdiagnosen begünstigt werden, vorzubeugen.

Diagnosen an sich haben ihre Daseinsberechtigung und sind dringend nötig, um wissenschaftlich fundiert sowie zielorientiert arbeiten und forschen zu können. Gleichzeitig laden Diagnosen auch dazu ein, Menschen in Schubladen zu stecken. Diagnosen, gepaart mit Unwissenheit, können dazu verführen, den Menschen »hinter der Diagnose« zu vernachlässigen und den Fokus fortwährend auf die Erkrankung als solche zu legen. Doch Menschen sind nicht ihre Erkrankung, sie *haben* eine Erkrankung. Und um eine Erkrankung erfolgreich behandeln zu können, muss man den Menschen verstehen, der sie in sich trägt.

Gleichzeitig ermöglichen Diagnosen Behandlungsempfehlungen, was gerade in Abgrenzung zu unseriösen therapeutischen Angeboten einen wichtigen Marker darstellt. Viele Betroffene beschreiben den Moment, als sie ihre Diagnose erhalten haben, nachvollziehbarerweise als große Erleichterung. Endlich haben sie etwas in der Hand, womit sich ihr Zustand beschreiben lässt. Trotzdem dürfen wir nicht vergessen, dass mit jeder Diagnose automatisch auch die Möglichkeit für Ausgrenzung gegeben wird. Aus einzelnen Menschen werden plötzlich »die Borderliner« oder »die Depressiven«, die alle [füge hier ein beliebiges verallgemeinerndes Verb ein] sind. Individuen werden zu homogenen Gruppen zusammengestampft, was wiederum Raum für Vorurteile und strukturelle Diskriminierung schafft. Und außerdem existieren in der *International Statistical Classification of Diseases and Related Health Problems* (abgekürzt: *ICD-10*), dem aktuell in der Praxis dominierenden Diagnosenkatalog*, circa vierhundert verschiedene Diagnosen für psychische Erkrankungen, die sich wiederum in 17 Hauptkategorien einteilen lassen. Um eine gesicherte Diagnose stellen zu können, müssen zahlreiche weitere Kriterien in Betracht gezogen werden, zum Beispiel die Dauer oder der Schweregrad der Symptomatik. Und selbst dann bleibt es manchmal nicht ganz eindeutig.

Aufgrund dieser Komplexität und der bei direkter oder indirekter Betroffenheit fehlenden Objektivität gehört die Diagnosestellung psychischer Erkrankungen in die Hände von entsprechend ausgebildeten Expert:innen. Der Bedarf an Diagnostik für bestimmte psychiatrische Störungsbilder übersteigt nach wie vor das Angebot an qualifizierten Anlaufstellen, was verständlicherweise zu Frustration und Wut bei Hilfesuchenden führt. Im Idealfall sollte jede betroffene Person einen einfachen, barrierefreien Zugang zu professioneller Diagnostik erhalten. Übri-

* Obschon die *ICD-11* bereits existiert, wird im Praxisalltag (Diagnosestellung, Praxissoftware usw.) nach wie vor überwiegend die *ICD-10* angewendet.

gens: Die meisten Menschen haben mindestens einmal in ihrem Leben eine Panikattacke. Eine Panikstörung haben sie dadurch allerdings noch lange nicht. Auch gibt es Zeiten, in denen man besonders traurig ist oder mal einige Zeit nicht so gut schlafen kann. Depressiv oder »gestört« ist man deshalb ebenfalls noch lange nicht. Menschen sind fühlende Wesen, und es ist nicht ungesund, wütend oder traurig zu sein. Nicht das Fühlen an sich löst psychische Belastungen aus, aber dazu später mehr.

ENTSTIGMATISIERUNG

Weißt du, was ein riesiger Stimmungskiller ist? Mein Beruf! Um eines direkt klarzustellen: Keinesfalls meine ich damit meine tatsächliche Arbeit als Psychotherapeutin, etwas Erfüllenderes, als auf diese Art meinen Lebensunterhalt zu verdienen, kann ich mir aktuell kaum vorstellen.

Nein, ich beziehe mich mit dieser Feststellung auf ganz normale alltägliche Begegnungen, zum Beispiel die auf einer Geburtstagsparty oder auf einer Hochzeit von Freund:innen. Das gegenseitige Kennenlernen auf solchen Treffen gestaltet sich dank des von uns allen gut verinnerlichten Small-Talk-Repertoires meistens ziemlich harmlos. Das gilt allerdings für mich als »Psychotante« nur so lange, bis die Frage nach dem Beruf kommt …

»Wie ist dein Drink?«

»Gut, danke, und deiner?«

»Ja, auch lecker.«

»Von wo bist du angereist?«

»Aus Nürnberg.«

»Ah, Franken, ein Kumpel von mir hat in Erlangen studiert.«

»Bist du mit der Braut oder dem Bräutigam befreundet?«

»Mit der Braut!«

Und dann kommt irgendwann die alles entscheidende Frage: »Und was machst du beruflich?«

»Ich bin psychologische Psychotherapeutin«, sage ich und versuche, einen besonders beiläufigen Gesichtsausdruck aufzusetzen, während ich mich innerlich bereits auf die leider nur sehr selten erleichternd unaufgeregt ausfallenden Reaktionen meines Gegenübers einstelle. *And here we go again*, denke ich im Stillen: unsichere Gesichter, ausweichende Blicke, vor Schreck weit aufgerissene Augen, ein beschämtes Hüsteln, begleitet von einem »Tschuldigung, jetzt habe ich mich doch glatt an meinem Gin Tonic verschluckt«, ein unangenehm berührtes Nicken, ein nervöses »Ach, dann muss ich wohl ab jetzt aufpassen, was ich sage« und, und, und.

Die Liste ließe sich endlos weiterführen. Manchmal verstummt die Person, der ich gerade bereitwillig erzählt habe, wie mein Drink schmeckt, von wo ich angereist bin und dass ich mit der Braut befreundet bin, auch einfach von jetzt auf gleich und verabschiedet sich von mir. Meist unter irgendeinem Vorwand, jedoch offensichtlich unangenehm berührt, ganz nach der Devise: »Hauptsache weg«. So effizient wie mit der Antwort »Ich bin psychologische Psychotherapeutin« habe ich selten Gespräche abgebrochen oder zumindest gestört. Mein Mitgefühl gilt an dieser Stelle auch all meinen psychiatrischen Kolleg:innen, die aufgrund der sich hartnäckig haltenden Vorurteile gegenüber Psychiatrien vermutlich auch ein Lied von solchen Begegnungen singen können. Und das, obwohl man doch heute denken könnte, psychische Erkrankungen seien in der Mitte der Gesellschaft angekommen.

Gleichzeitig bewege ich mich als weiße, studierte Fachperson für psychische Erkrankungen noch immer auf einer sehr privilegierten Position. Für Menschen mit psychischen Erkrankungen gehören Diskriminierungserfahrungen zum Alltag, sie sind also die Hauptleidtragenden. Wie stark Menschen von Diskriminierung betroffen sind, hängt auch davon ab, ob jemand mit Behinderung lebt, von Rassismus, Ableismus oder Antisemitismus betroffen ist, eine FLINTA*-Person (FLINTA* steht für Frauen, Lesben, intergeschlechtliche, nicht binäre, transgeschlechtliche und agender Personen) oder ein Mann ist. Auch darf der Zusammenhang zwischen psychischen Erkrankungen und Armut nicht unerwähnt bleiben. Armut kann zu »Rückzug, Selbsthass, Selbstvorwürfen und gegen sich selbst gerichtete Schuldzuweisungen« (Franzese, 2020, S. 34; Seeck, 2022) führen. Armut ist zudem oft mit Scham verbunden, was wiederum psychische Belastungen fördert. Auch Rassismuserfahrungen können sich in körperlichen Beschwerden, wie zum Beispiel Autoimmunerkrankungen, oder einem generellen physischen sowie psychischen Unwohlsein ausdrücken (Jacob et al., 2023; Torres-Harding, Torres & Yeo, 2020). Die Forschung konnte mittlerweile sogar zeigen, dass strukturelle Diskriminierung wie Rassismus epigenetische Veränderungen hervorrufen kann, welche wiederum zur Aufrechterhaltung chronischer Schmerzen und Depression beitragen können. Epigenetik beschäftigt sich mit biologischen Mechanismen, die aufgrund von Umweltbedingungen wie Stress in der Kindheit, wirtschaftlicher Not oder Diskriminierung zu einer Veränderung der Genexpression führen können, ohne die zugrunde liegende genetische Sequenz zu verändern. Ganz konkret zeigte eine Studie, dass »African Americans« im Vergleich zu »Non-Hispanic Whites« überproportional häufig an schweren, massiv einschränkenden, chronischen Schmerzen leiden (Aroke et al., 2019).

Da sich die eben genannten Faktoren alle gegenseitig beeinflussen und oft auch verstärken, wäre schon einiges gewonnen, wenn die Gesellschaft zumindest psychische Erkrankungen ein für alle Mal aus ihrer vorurteilsbehafteten Schublade entweichen lassen würde. Menschen mit Depressionen gelten als »faul« und »nicht belastbar«, Menschen mit Angststörungen als »überempfindlich« und Menschen mit Schizophrenie oft sogar als »gefährlich«, um nur ein paar der abwertenden Zuschreibungen anzuführen. Psychische Erkrankungen sind viel schwieriger greifbar als ein dickes Knie oder ein gebrochenes Handgelenk, sie sind quasi unsichtbar. »Du gehst doch arbeiten, so schlimm kann es gar nicht sein«, »Du hast doch vorhin gelacht, sicher, dass du depressiv bist?« oder »Mach doch einfach mal Sport, dann wird das wieder« – diese oder ähnlich schmerzhafte Kommentare werden den meisten Betroffenen schon einmal um die Ohren geflogen sein. Als ob psychische Erkrankungen an sich nicht schon leidvoll genug wären, muss man sich zusätzlich auch noch mit stigmatisierenden Sprüchen und schrägen Blicken herumschlagen.

Stigmatisierung schafft Leid, wo keines sein müsste. Genau deshalb möchte dieses Buch auch einen Beitrag zu der Entstigmatisierung psychischer Erkrankungen leisten. Und was eignet sich für den Abbau von Vorurteilen besser als ein gezielter Blick hinter die Kulissen, begleitet von Begegnung und Selbstreflexion?

EINBLICKE IN DEN THERAPIEALLTAG

»Fiction is the lie through which we tell the truth.«
(Albert Camus zugeschrieben)

Alles, was hinter geschlossenen Türen unter Ausschluss der Öffentlichkeit geschieht, befeuert Spekulationen. In meiner Kindheit war unser Weihnachtszimmer immer schon gefühlt Wochen (vermutlich waren es höchstens ein, zwei Tage, aber Kinderzeit dauert bekanntlich länger als Erwachsenenzeit) vor dem 24. abgesperrt, und selbst das Schlüsselloch wurde blickdicht mit Paketband zugeklebt. Wie viele Stunden haben mein Bruder und ich damit verbracht, herauszufinden, wie man doch irgendwie einen kurzen Blick in das »verbotene Zimmer« werfen könnte. In unserem Fall wussten wir allerdings aus den Vorjahren grob, was uns erwartete: der Duft von Kerzenwachs und Plätzchen, ein schimmernder Weihnachtsbaum und bunt eingepackte Geschenke. Aber nehmen wir mal an, es hätte ein Zimmer im Haus gegeben, welches wir nie von innen sahen, da der Zutritt immer strengstens verboten war. Das hätte in unseren Köpfen den Raum für andere, vielleicht nicht immer nur lustvoll-fröhliche, sondern auch bedrohliche Fantasien geöffnet.

Dinge oder Situationen, die Menschen nicht kennen, werden oft eher skeptisch bis ängstlich, ja nicht selten sogar feindselig beäugt. Und gerade das psychotherapeutische Setting lädt aufgrund von Schweigepflicht und fehlender tatsächlicher Sichtbarkeit psychischer Erkrankungen förmlich dazu ein, misstrauisch zu werden. Das kann zu wilden Spekulationen darüber verführen, was sich wohl hinter geschlossenen Türen zwischen Psychotherapeut:in und Patient:in abspielt. Stigmatisierung, ahoi!

Dann lieber gar keine Psychotherapie machen oder sie so lange hinauszögern, bis die Beschwerden derart schlimm werden, dass einem gar nichts mehr anderes übrig bleibt als das »Risiko« einer Behandlung bei einem/einer dieser mysteriösen Seelenklempner:innen einzugehen. Doch die Ängste sind in einem Großteil der Fälle tatsächlich unbegründet. Der *Barmer Arztreport 2020* zeigte, dass 79,4 Prozent der befragten Patient:innen »sehr oder vollkommen zufrieden mit der psychotherapeutischen Behandlung insgesamt« waren. Besonders positiv wurde das Vertrauensverhältnis zur Therapeutin / zum Therapeuten bewertet, mit dem 88,6 Prozent der Psychotherapie-Teilnehmer »vollkommen oder sehr zufrieden waren« (Barmer, 2020). So schlimm und beängstigend kann es also laut Statistik bei uns Psychotherapeut:innen nicht zugehen. Natürlich gibt es immer Ausnahmen, die dringend ernst zu nehmen sind, aber die Regel sind sie laut Statistik nicht. Da Zahlen manchmal, vor allem wenn machtvolle Gefühle wie Misstrauen und Angst das Ruder in der Hand haben, bekanntlich wenig beeindrucken, nehmen dich die folgenden Kapitel mit in fünf intime psychotherapeutische Sitzungen. So kannst du einen Blick hinter die normalerweise gut verschlossenen Türen psychotherapeutischer Praxen werfen und dir als stille:r Beobachter:in ein realistisches Bild davon machen, was Psychotherapie alles sein kann. Und was eben nicht.

Und um keine unnötigen Ängste bei Menschen zu schüren, die aktuell eine Psychotherapie machen oder bereits durchlaufen haben, habe ich mich für die Schilderung zu hundert Prozent fiktiver Psychotherapiesitzungen entschieden. Dieses Buch soll einen rundum sicheren Raum darstellen und möchte nicht den geringsten Anlass zur Sorge geben, dass hoch vertrauliche Inhalte, die im Rahmen psychotherapeutischer Sitzungen geteilt wurden, öffentlich gemacht werden könnten. Deshalb sei dir versichert: Selbst wenn dich eine meiner Geschichten beim Lesen an eine bestimmte Person erinnert, sie war es nicht. Und du bist es auch nicht. Vielmehr handelt es sich bei den Erzählungen um über die Zeit gewachsene Kreationen meines Unbewussten, gefüttert mit Erfahrungen und dem Wissen, das ich mir im Rahmen praktischer und theoretischer Weiterbildung sowie ambulanter Behandlungen über die letzten Jahre angeeignet habe.

Was Follower:innen meinen:

»Ich liebe diese Beispiele so sehr, weil sie, trotz dass sie fiktiv sind, 1:1 zeigen, wie Therapie ablaufen kann.«

»Ich liebe dieses Format, gerne mehr davon. Man kann so gut folgen und das Gespräch wirkt total authentisch. Toll gemacht!«

LITERATUR

Aroke, E. N., Joseph, P. V., Roy, A., Overstreet, D. S., Tollefsbol, T. O., Vance, D. E., & Goodin, B. R. (2019). Could epigenetics help explain racial disparities in chronic pain?. *Journal of pain research,* S. 701–710.

Barkmann, C., & Schulte-Markwort, M. (2010). Prevalence of emotional and behavioural disorders in German children and adolescents: a meta-analysis. *J Epidemiol Community Health, 66*(3), S. 194–203.

Benecke, C. (2022). »Tiefenpsychologisch, psychodynamisch, analytisch, psychoanalytisch – welche Unterscheidungen ergeben heute noch Sinn?«. In Schäfer, G., Rupert, M., & Moeslein-Teising, I. (2022). *Zeitdiagnosen!?.* Psychosozial-Verlag, S. 417–431.

Deutsche Depressionshilfe (o. D.). »Suizidalität«. Abrufbar unter www.deutsche-depressionshilfe.de/depression-infos-und-hilfe/depression-in-verschiedenen-facetten/suizidalitaet (letzter Zugriff: 13.08.2024).

Franzese, F. (2020). *Mentale und physische Gesundheit im Alter: Der Einfluss von Armut, Einkommensungleichheit und Vermögensungleichheit.* Budrich Academic Press GmbH.

Freud, S. (1938). »Abriss der Psychoanalyse«. In *Gesammelte Werke: Chronologisch geordnet (Bd. 17, 1892–1938),* S. Fischer Verlag, S. 63–123.

Grobe, T. G., Steinmann, S., & Szecsenyi, J. (2020). »Barmer Arztreport 2020: Psychotherapie – veränderter Zugang, verbesserte Versorgung?«. Barmer. Abrufbar unter www.barmer.de/resource/blob/1026240/4f989562e2da4b0fbc785f15ff011ebe/barmer-arztreport-2020-band-21-bifg-data.pdf (letzter Zugriff: 13.08.2024).

Jacob, G., Faber, S. C., Faber, N., Bartlett, A., Ouimet, A. J., & Williams, M. T. (2023). A systematic review of Black People coping with racism: Approaches, analysis, and empowerment. *Perspectives on Psychological Science, 18*(2), S. 392–415.

Jacobi, F., Höfler, M., Siegert, J., Mack, S., Gerschler, A., Scholl, L., …, & Wittchen, H. U. (2014). Twelve-month prevalence, comorbidity and correlates of mental disorders in Germany: the Mental Health Module of the German Health Interview and Examination Survey for Adults (DEGS1-MH). *International journal of methods in psychiatric research, 23*(3), S. 304–319.

Leichsenring, F., Abbas, A., Heim, N., Keefe, J. R., Kisley, S., Luyten, P., …, & Steinert, C. (2023). The status of psychodynamic psychotherapy as an empirically supported treatment for common mental disorders – an umbrella review based on updated criteria. *World Psychiatry, 22*(2), S. 286–304.

Leichsenring, F., & Rabung, S. (2011). Long-term psychodynamic psychotherapy in complex mental disorders: update of a meta-analysis. *British Journal of Psychiatry, 199*(1), S. 15–22. doi:10.1192/bjp.bp.110.082776

Leichsenring, F., & Steinert, C. (2019). The efficacy of psychodynamic psychotherapy: an up-to-date review. In *Contemporary psychodynamic psychotherapy.* Academic Press, S. 49–74.

Lilliengren, P. (2023). A comprehensive overview of randomized controlled trials of psychodynamic psychotherapies. *Psychoanalytic Psychotherapy, 37*(2), S. 117–140.

Primack, B. A., Shensa, A., Sidani, J. E., Escobar-Viera, C. G., & Fine, M. J. (2021). Temporal associations between social media use and depression. *American journal of preventive medicine, 60*(2), S. 179–188.

Seeck, F. (2022). *Zugang verwehrt: Keine Chance in der Klassengesellschaft: Wie Klassismus soziale Ungleichheit fördert.* Atrium Verlag AG.

Torres-Harding, S., Torres, L., & Yeo, E. (2020). Depression and perceived stress as mediators between racial microaggressions and somatic symptoms in college students of color. *American Journal of Orthopsychiatry, 90*(1), S. 125–135.

Wille, J. (2018). »Welttag der Philosophie: ›Ich denke, also bin ich‹ – ein Satz, den nur die wenigsten verstehen«. In *DIE WELT,* 15.11.2018. Abrufbar unter www.welt.de/kmpkt/article183837544/Welttag-der-Philosophie-Ich-denke-also-bin-ich-ein-Satz-den-nur-die-wenigsten-verstehen.html (letzter Zugriff: 13.08.2024).

ANGST

»Damit dir das, was du vorhast, gelingt, musst du bescheiden genug sein, es auszuprobieren. Folge deiner Nase, geh in die Irre, mach Fehler. Wage den Versuch und riskiere zu scheitern.«
(Epiktet, 2006, zitiert nach Allen, Fonagy & Bateman, 2016, S. 241)

Es klingelte an der Praxistür, als Frau Heller-Schmidt gerade damit beginnen wollte, die vorhergehende Stunde zu protokollieren. Seufzend warf sie einen kurzen Blick auf die digitale Uhr rechts oben auf dem Desktop ihres Computers und stellte fest, dass der nächste Termin zehn Minuten zu früh da war. Sie benetzte ihren Mittelfinger und blätterte in ihrem analogen Terminplaner zum heutigen Datum. Ihr Zeigefinger glitt auf dem Papier zu der entsprechenden Uhrzeit. Gut lesbar, mit Kugelschreiber geschrieben, stand da: *Erstgespräch, Herr Walter*. Digitale Kalender hatte sie dankend hinter sich gelassen, da diese sich regelmäßig selbstständig gemacht hatten, was zu massiven Terminverwirrungen auf ihrer als auch auf der Seite ihrer Patient:innen geführt hatte.

Sie erhob sich, streckte sich kurz und schob dann ihren ergonomischen Schreibtischstuhl zur Seite. Den hatte sie sich vor einigen Jahren zugelegt, nachdem sie bereits viel zu viele, Rückenschmerzen verursachende Stunden auf einem einfachen und vor allem unbequemen Holzstuhl gearbeitet hatte. Die ganze

Sitzerei würde sie noch ihre Bandscheiben kosten, dachte sie mit zerknirschtem Gesichtsausdruck und erinnerte sich nicht ohne einen Hauch schlechten Gewissens an die Übungen, die ihr ihre Physiotherapeutin erst neulich wieder ans Herz gelegt hatte.

Um die Tür zu öffnen, trat sie hinaus in den lang gezogenen Flur ihrer Praxisgemeinschaft. Während sie den Gang entlanglief, fiel ihr Blick auf die wenigen ausgewählten Gemälde, die über die Jahre nach und nach ihren Weg an die weiß verputzten Wände gefunden hatten. Sie verabscheute diese Praxen, in denen die Wände mit Fotografien geschmückt waren, die die Inhaber:innen auf ihren Reisen geschossen hatten. Während man auf einen Termin wartete und vielleicht eh schon um sein Leben schnupfte oder hustete, sah man sich genötigt, auf Bilder zu starren, unter denen *Kilimandscharo, 2017* oder *Antarktis, 2015* stand. Und als wäre die gegenüber Ärzt:innen oft empfundene Ehrfurcht nicht schon einschüchternd genug, schlug man sich dann zwischen den Hustenanfällen auch noch mit Gefühlen von Minderwertigkeit herum. Wer konnte sich schon erstens so einen Urlaub leisten, hatte zweitens das Geld für die entsprechende Kamera und drittens dann auch noch die Skills, so zu fotografieren? Wenn man bis dahin nicht schon am eigenen Husten erstickt war, bekam man spätestens dann Luftnot, dachte sie kopfschüttelnd. Gott sei Dank war in ihrer Praxis niemand Hobbyfotograf:in. Sie ging leise weiter, an den geschlossenen Türen ihrer arbeitenden Kolleg:innen vorbei. Aus einem Zimmer drang leises Murmeln an ihr Ohr.

Wer wohl heute auf sie wartete? Obwohl sie schon auf gut zwanzig Jahre Berufserfahrung zurückschauen konnte, war sie doch jedes Mal wieder gespannt darauf, auf wen sie bei einem Erstgespräch traf. Es klingelte ein weiteres Mal, und sie beschleunigte ihre Schritte für die letzten Meter. An der Tür angekommen, drückte sie erwartungsvoll die bereits abgenutzte vergoldete Türklinke nach unten und zog, mittlerweile von Neugier angetrieben, zügig die weiß lackierte Holztür auf. Im Hausflur stand in einigem Abstand ein junger hagerer Mann mittlerer Größe, der sie kreidebleich und wortlos anstarrte. Er hatte dunkelbraunes, etwa schulterlanges Haar, das fettig wirkte, und trug eine unauffällige rahmenlose Brille mit eckigen Gläsern.

»Hallo, mein Name ist Frau Heller-Schmidt. Sind Sie Herr Walter?«

Der Mann nickte schüchtern und brachte nur ein kaum hörbares Hallo heraus.

»Gut, dann kommen Sie doch rein und nehmen Sie noch kurz Platz, ich hole Sie dann gleich ab.«

Er nickte erneut, folgte ihr durch die Tür und nahm auf einem der Stühle im Wartebereich Platz. Frau Heller-Schmidt lächelte ihm ermutigend zu und verschwand dann in Richtung ihres am Ende des Ganges liegenden Behandlungsraumes.

Herr Walter saß reglos auf seinem Stuhl und scannte aufgeregt das Wartezimmer. Es war ein heller, offener Raum mit einem großen Fenster. Im Eck stand ein Garderobenständer, sechs Stühle waren um zwei ovale Tische aus hellem Holz platziert, auf denen Broschüren lagen. Er überflog die Titel. *Depression, Leitfaden für Betroffene und Angehörige* oder *Alkoholabhängigkeit* stand da.

Seine Hände waren vor Anspannung so schwitzig, dass er sich ehrlich fragte, wann sie anfangen würden, sich aufzulösen. Er betrachtete seine Finger und stellte fest, dass die Haut weißlich-schrumpelig aussah. So als wäre er gerade zwei Stunden im Schwimmbad gewesen. Eine Tür ging auf, und er starrte gespannt auf den Flur. Ob die Psychologin ihn jetzt holen kam?

Doch es war nur eine junge Frau, die bemüht war, die Praxis schnell und unauffällig zu verlassen. Als die Tür hinter ihr ins Schloss gefallen war, breitete sich zunehmend Panik in ihm aus.

Er hatte fast ein halbes Jahr auf einen Therapieplatz gewartet, und heute war es endlich so weit. Was wäre, wenn die Therapeutin sagen würde, dass er gesund sei und gar keine Therapie brauche? Oder schlimmer: Er hätte sich das alles nur eingebildet und solle sich nicht so anstellen? Er rutschte unruhig auf seinem Stuhl hin und her, ohne eine bequeme Position zu finden. Schon seit mehreren Tagen war er furchtbar aufgeregt, obwohl er nicht genau wusste, was von der Anspannung jetzt mit dem heutigen Termin zu tun hatte und was eher seinen Ängsten oder was er halt hatte, zuzuordnen war.

Fuck, jetzt sitze ich endlich hier und weiß nicht, ob ich das aushalte. Ich könnte auch einfach wieder gehen, das wird alles schon wieder von selbst aufhören, schoss es ihm durch den Kopf. Ohne, dass er es wahrnahm, hatte sein rechtes Bein angefangen, nervös im Sechzehnteltakt zu wippen.

Vielleicht sollte ich etwas lesen? Was für ein Buch habe ich denn eingepackt? Irgendwas Philosophisches ... Aber wenn sie das sieht, dann denkt sie sicherlich, ich will angeben, überlegte er fieberhaft. Er sah auf die Uhr seines Handys, die in digitalen Lettern 17:28 anzeigte. Die Stunde geht also eh gleich los. Was ist, wenn sie mich nicht mag?, grübelte er weiter. Sein Blick schweifte durch den Raum und blieb an einem Zitat hängen, das in einem goldenen Rahmen an der gegenüberliegenden Wand hing: »Und jedem Anfang wohnt ein Zauber inne.« Er schnaubte verächtlich und schüttelte den Kopf. An seiner Situation war ja mal gar nichts zauberhaft.

Ihm wurde zunehmend warm, und er realisierte, dass er seine Jacke noch anhatte. Gleichzeitig bemerkte er, wie sich langsam, aber sicher Schweiß unter seinen Achseln ansammelte, doch er entschied sich, die Jacke anzulassen. Dann würde sie zumindest die großen Schweißflecken nicht sehen. Was sie wohl in ihrem Büro macht? Erneut ging eine Tür auf, und er schaute gebannt Richtung Flur. Sie wurde wieder geschlossen, niemand kam.

Ich glaube, ich muss aufs Klo. Jetzt ist es ja schon zwei Minuten nach dem offiziellen Beginn der Stunde, macht sie das mit Absicht? Will sie, dass ich an ihrer Bürotür klopfe, oder holt sie mich jetzt gleich? Woher soll ich denn wissen, wie man sich bei einer Psychotherapie verhält ... Ob das 'ne gute Idee war, herzukommen? Ich könnte auch einfach wieder gehen und so tun, als ob ich gar nicht da gewesen wäre ... Jetzt reiß dich mal zusammen, Alter! Ich hoffe so sehr, dass sie mich mag, es muss einfach klappen, ich kann echt nicht mehr. Es hat mich so viel Überwindung gekostet, ich habe Monate nach 'nem Platz gesucht und jetzt endlich sitze ich hier, wie oft habe ich mir diesen Moment schon vorgestellt? Dann endlich der lang ersehnte Rückruf, Mann, habe ich mich da gefreut, schon klar. Aber habe ich den Platz überhaupt verdient? Anderen geht es doch bestimmt viel schlechter als mir, ich komme ja eigentlich ganz gut zurecht ... Okay, stopp, heute ist nur das Erstgespräch! Ob sie mich dann überhaupt nimmt, ist ja die andere Frage. Boah, kacke, ich hätte noch aufs Klo gehen sollen. Aber jetzt kommt sie sicher jeden Moment. Shit, ich glaube, mein ganzer Rücken ist nass geschwitzt. Soll ich die Jacke doch ausziehen? Ich könnte schnell ins Bad und mein Gesicht wasch...

Erneut ging eine Tür auf, dieses Mal allerdings folgten immer lauter werdende Schritte. Herr Walter hielt die Luft an, und sein nervenaufreibendes Gedankenrennen machte zumindest für den Moment einen Boxenstopp. Dann schob sich ein freundliches Gesicht um die Ecke und sagte: »Sie können jetzt mitkommen.«

Im Behandlungszimmer angekommen, deutete Frau Heller-Schmidt auf den Sessel, der näher an der Tür stand, und sagte freundlich »Setzen Sie sich«, während sie sich in dem Sessel ihm gegenüber niederließ.

Wie auf Autopilot steuerte er den ihm zugewiesenen Sessel an und nahm mechanisch Platz. Er wusste nicht, was als Nächstes kommen würde. Er warf einen kurzen Blick in ihre Richtung und bemerkte, dass ihr Blick auf ihm ruhte. Sie sah eigentlich ganz nett aus, nur warum sagte sie nichts? Sollte er jetzt was sagen?

Irgendwas an der Situation führte dazu, dass er sich an seine Schulzeit erinnert fühlte. Er war ein sehr verträumter Schüler gewesen und hatte schon immer Schwierigkeiten gehabt, dem Unterricht konzentriert zu folgen. Deshalb kam es öfter vor, dass er erst durch ein immer lauter werdendes »Aron? ARON? A-R-O-N!« aus seinen Tagträumen gerissen wurde. Dann folgte in der Regel von vorne ein mitleidiges oder aber cholerisch gebrülltes »Hast du überhaupt mitbekommen, was für eine Frage ich gerade gestellt habe?« – abhängig von der jeweiligen Persönlichkeit des Lehrers / der Lehrerin. Die Frage war natürlich rhetorisch gemeint, weil alle in der Klasse sehr gut wussten, dass er, Aron, mal wieder geträumt hatte. Er kannte also das Gefühl sehr gut, die Antwort auf eine Frage geben zu müssen, deren Inhalt er gar nicht mitbekommen hatte.

Also, was wollte diese Therapeutin von ihm? Sie hatte vermutlich eh schon ihr Urteil über ihn gefällt. Er musste erbärmlich aussehen, wie er so stocksteif in seiner dicken Jacke dasaß. Es fühlte sich an, als ob die einzelnen Schweißtropfen unter seinen Achseln zunehmend zu einem kleinen Bächlein Richtung Rippenbogen anschwollen. Ob sie es wohl plätschern hörte?

»Guten Tag, Herr Walter, was bringt Sie heute zu mir?«, durchbrach die Therapeutin seine rasenden Gedanken.

»Bitte, was?«, entgegnete er reflexartig, obwohl er die Frage sehr klar und deutlich gehört hatte.

»Mich interessiert, warum Sie heute hier sind«, formulierte Frau Heller-Schmidt ihre Frage noch einmal und blickte ihn aus wachen und, wie ihm plötzlich auffiel, sehr schönen hellblauen Augen ermutigend an. Sie hatte schulterlange dunkelblonde Korkenzieherlocken, die ihr Gesicht umrahmten, und war schlicht gekleidet. Sie gab ihm das Gefühl, willkommen zu sein, was ihn einerseits aufatmen ließ und gleichzeitig misstrauisch machte. Konnte er ihr trauen?

Irgendwas sagen, los, fang einfach an, trieb er sich selbst stumm an. Er nahm allen Mut zusammen und brachte mühsam ein »Ah, ja, also mir geht's ziemlich mies« heraus. Was für eine bescheuerte Antwort, geht's noch allgemeiner?, dachte er, jedoch ohne seine Miene zu verziehen.

Sie schaute ihn in Erwartung weiterer Ausführungen an, und er sagte mit trockener Kehle: »Äh, ja, und das schon ziemlich lange.«

»Okay, ja, Sie wirken auch gerade ziemlich angespannt. Kann ich etwas tun, damit Sie sich ein wenig wohler fühlen?«, erkundigte die Therapeutin sich mit ernsthaft besorgtem Blick.

Aron fixierte seine Knie, während sich seine Gedanken überschlugen: Ich will einfach, dass dieses blau getönte Scheinwerferlicht, das ihre Augen auf mich werfen, verschwindet. Es arbeitete fiebrig in ihm, und seine Stimme überschlug sich, als er zu einer Frage ansetzte. »Können Sie vielleicht den Anfang machen?«

»Das mache ich gerne«, fing sie seine Bedenken auf und begann umgehend damit, sich vorzustellen. Sie sei approbierte psychologische Psychotherapeutin, habe einige Zeit auf einer psychosomatischen Station gearbeitet und sich dann für eine eigene Praxis mit Kassensitz entschieden. Und hier arbeite sie jetzt seit zwölf Jahren. Ganz besonders wichtig sei es ihr, dass er wisse, dass alles, was er hier anspreche, der ärztlichen Schweigepflicht unterliege, was sie mit dem Satz »Alles, was hier drinnen besprochen wird, bleibt hier drinnen« unterstrich. Und er solle sich nicht wundern, wenn sie sich gerade während der ersten Stunden Notizen mache, das habe nichts Besonderes zu bedeuten, sondern zeuge nur von ihren langsamen Gehirnzellen.

Dann folgten noch ein paar Hinweise zum weiteren Vorgehen, doch Aron hatte mittlerweile Schwierigkeiten, ihr zuzuhören. Sein Mund war staubtrocken, und ihm war einfach furchtbar warm. Während sie erzählte, versuchte er unauffällig, den Reißverschluss seiner Jacke zumindest ein wenig zu lockern. Gerade als er überlegte, die Jacke doch einfach ganz auszuziehen, stellte Frau Heller-Schmidt ihm eine Frage.

»Können Sie mir folgen, Herr Walter?«

Ertappt, aber nicht bereit, zuzugeben, dass er mal wieder nicht in der Lage gewesen war, richtig zuzuhören, nickte er und versuchte, einen aufmerksamen Gesichtsausdruck aufzusetzen. Der ihm allerdings, und da war er sicher, nicht besonders gut gelang.

»Am Ende der Stunde bekommen Sie das alles noch einmal schriftlich von mir mit, also ist es nicht schlimm, wenn es gerade noch nicht so klappen möchte mit dem Zuhören ... Sind ja auch sehr viele Informationen«, fügte sie mit einem verständnisvollen Lächeln hinzu.

Plötzlich entstand eine Art Komplizenschaft zwischen ihnen beiden. Er war nicht dumm, sie hatte natürlich kapiert, dass er abgelenkt gewesen war, stellte ihn jedoch, im Gegensatz zu seinen Lehrer:innen damals, nicht bloß. »Traum-Aron, Traum-Aron«, hallten leise rufende Kinderstimmen durch seinen Kopf. Wie lange hatte er an diesen Spitznamen nicht mehr gedacht? Den hatte ihm eine Gruppe Jungs in der sechsten Klasse gegeben, nachdem er während des Matheunterrichts mal wieder abgedriftet war. Erst durch das lautstark auf sein Pult herabsausende Algebrabuch seines Mathelehrers wurde er gnadenlos in die Gegenwart zurückkatapultiert. Er erinnerte sich noch sehr gut an das vor Ärger rot angelaufene Gesicht seines Lehrers, während dieser schimpfte: »Aron, genug geträumt für heute, jetzt reiß dich zusammen, Herrgott!«

»Herr Walter? Wo sind Sie denn gerade?«, schaltete sich Frau Heller-Schmidt ein und lächelte ihn aufmunternd an.

»Äh, nirgends, wirklich. Alles gut«, stammelte er und fragte entschuldigend: »Habe ich was verpasst?«

»Nein, alles in Ordnung. Nur ist es für Sie möglicherweise einfacher, wenn ich Ihnen gezielt Fragen zu Ihren Symptomen stelle? Manche Menschen, die meine Praxis aufsuchen, erzählen am liebsten einfach drauflos. Andere wiederum tun sich leichter, wenn die Fragen von mir kommen. Wie ist es Ihnen lieber?«

Aron hatte keine klare Präferenz, fühlte sich aber ein bisschen wohler als zu Beginn der Stunde. »Ich würde mal probieren zu erzählen, und, äh … Sie können ja dann nachfragen?«, stammelte er.

»Gerne!«, willigte sie nickend ein und blickte ihn erwartungsvoll an.

Wo sollte er anfangen? Was war wichtig, was nicht? Er meinte, zu spüren, wie sich langsam, aber sicher die verhassten roten Flecken auf seinem Hals ausbreiteten. Diese Flecken hatten die in seinen Augen undankbare Eigenschaft, der Umwelt ungefragt mitzuteilen, wie es in ihm aussah. Gut, dass er seine Jacke noch nicht ausgezogen hatte, vielleicht verdeckte der Kragen das Schlimmste.

Er suchte fieberhaft nach einem passenden Wort, mit dem er beginnen konnte, doch es fiel ihm unglaublich schwer. Er wusste nicht, wie viel Zeit vergangen war, als ihm Frau Heller-Schmidt zu Hilfe kam.

»Sprechen Sie einfach das aus, was Ihnen gerade in den Sinn kommt, hier existieren keine guten oder schlechten Antworten«, sagte sie ruhig.

Diese wertschätzenden Worte spornten ihn an, und für einen kurzen Moment fühlte er sich frei genug, um mit seiner Erzählung zu beginnen.

»Also, äh, seit einigen Monaten, ja, eigentlich schon seit einem Jahr geht's mir richtig beschissen. Ich hasse es, unter Menschen zu sein oder, nee, eigentlich würde ich gerne mehr mit Freund:innen machen, aber das ist für mich eigentlich überhaupt nicht mehr möglich ...« Er hielt inne und schaute unsicher im Raum umher. Er versuchte, weiterzusprechen, aber wie so oft konnte er die Worte in seinem Kopf plötzlich nicht mehr greifen. Näherte er sich ihnen an, flutschten sie weg. Sie waren wie ein Stück Eierschale, das beim Eiertrennen im Rührtopf voller Eiweiß gelandet war. Und dann war da einfach nur noch eine zähe Flüssigkeit, die in seinem Kopf waberte.

»Was macht es so schwer, mit anderen Menschen Zeit zu verbringen?«, schaltete sich Frau Heller-Schmidt aus der Ferne zu.

Fragen sind gut, an Fragen kann ich mich orientieren, dachte er im Stillen, und die Worte kamen ihm wieder leichter über die Lippen, als er antwortete.

»Ich fühle mich einfach völlig fehl am Platz, hab unfassbar große Angst, irgendwas falsch zu machen oder mich zu blamieren.«

Sie nickte einfühlsam, während sie sagte: »Das stelle ich mir sehr unangenehm und belastend vor.«

Ja, natürlich war das scheiße unangenehm. Das *ist* scheiße unangenehm. Warum konnte er nicht einfach normal sein? Mann, war ihm heiß, diese Drecksjacke ... Aber nett scheint die Therapeutin zu sein, schoss es ihm durch den Kopf.

»Und ich habe dann gefühlt keine Kontrolle mehr über mich selbst, befürchte, dass die anderen sonst was von mir denken, und dann geht irgendwie gar nichts mehr ...« Er hielt inne, und sein Gehirn verwandelte sich einmal mehr in einen zähflüssigen Eiweißglibber, der seine Worte ohne Erbarmen gefangen hielt. Dieses Mal gab er sich geschlagen.

»Ich halte es für bemerkenswert, dass Sie es heute, trotz Ihrer Ängste, zu mir in die Sprechstunde geschafft haben, darauf können Sie wirklich stolz sein.«

Diese Aussage war bestimmt gut gemeint, aber sie traf ihn wie ein Schlag ins Gesicht. Er wusste nichts darauf zu erwidern, er fühlte sich schachmatt. Und das, obwohl er eigentlich nicht gekämpft und auch nichts verloren hatte. Für einen kurzen Moment vergaß er, warum er überhaupt hier war. Er fühlte sich losgelöst von Zeit und Raum, er war nicht wirklich da, aber auch nicht wirklich weg.

»Herr Walter, was passiert denn gerade?«, erkundigte sich Frau Heller-Schmidt.

Doch er konnte nicht antworten.

»Herr Walter, können Sie mir sagen, welcher Tag heute ist?«, reichte sie ihm verbal erneut die Hand, und dieses Mal gelang es ihm, nach ihr zu greifen.

»Dienstag«, antwortete er mechanisch. Er spürte seinen Körper langsam wieder als Ganzes, er fühlte wieder Boden unter den Füßen.

»Und welches Datum ist heute?«

»Ähm, der, äh, 15.« Jetzt nahm er sich und Frau Heller-Schmidt wieder besser wahr.

»Welcher Monat?«

»März!«

Frau Heller-Schmidt nickte und wartete einen Moment. Dann fragte sie stirnrunzelnd: »Passiert Ihnen so etwas wie gerade eben öfter?«

Etwas benommen und noch zu keinen weiteren Worten fähig, schob er sein Kinn hoch und wieder runter, in der Hoffnung, sie würde das als Zeichen der Zustimmung interpretieren.

»Können Sie versuchen, zu beschreiben, was Sie in solchen Momenten wie eben erleben?«, fragte sie beharrlich, aber nicht unfreundlich und fügte hinzu: »Und lassen Sie sich ruhig Zeit, heute müssen nicht alle Fragen beantwortet werden.«

Diese Aussage entspannte ihn beträchtlich, und er lehnte sich das erste Mal, seit er zu Beginn der Stunde auf dem Sessel Platz genommen hatte, vorsichtig zurück. Die Lehne seines Sessels empfing ihn mit einem überraschend weichen Polster und versprach seiner vor Anspannung schmerzenden Rückenmuskulatur etwas Erholung. Er fühlte sich gehalten. Er atmete tief durch und ließ seinen Gedanken freien Lauf.

Als Kind hatte er Asterix-und-Obelix-Filme geliebt, nicht die mit den realen Menschen, sondern die Zeichentrickfilme. Eine Szene kam ihm jetzt in den Sinn: Ein neugieriger, besonders schmächtiger Römer bekommt eine Überdosis Zaubertrank ab und entwickelt wider Erwarten keine Superkräfte, sondern beginnt, wie ein mit Helium befüllter Luftballon abzuheben. Damit er nicht unwiederbringlich in die Lüfte aufsteigt, befestigen ihn seine römischen Kameraden an einer dünnen Schnur, die wiederum jemand an seinem Handgelenk festbindet. Ab diesem Zeitpunkt schwebt er also ein wenig weggetreten in einigem Abstand über der Erde, und das Einzige, was seinen Weg noch kreuzt, sind vorüberfliegende Gänse oder andere Vögel.

»Herr Walter?«, streifte Frau Heller-Schmidts Stimme aus der Ferne seine Aufmerksamkeit, und er folgte ihr zurück in die Gegenwart.

»Ja, sorry, äh, wie ich mich gerade gefühlt habe, wollen Sie wissen ... Also ich fühle mich, wie ... wie als ob ich irgendwie nicht ganz da bin.« Und auch wenn er die Antwort bereits ahnte, hängte er noch ein »Hat das nicht jeder?« an.

»Ja und nein«, antwortete Frau Heller-Schmidt nur halb bestätigend. »Die leichte Form dessen, was Sie beschreiben, kennen wir alle, das ist das Tagträumen. Was Sie jedoch mit hoher Wahrscheinlichkeit erleben, ist sozusagen eine Verwandte des Tagträumens, auch bekannt unter dem Fachbegriff ›Dissoziation‹«, erklärte sie.

Das Wort »Tagträumen« aktivierte in Arons Gedächtnis erneut Erinnerungen an »Traum-Aron« rufende Klassenkamerad:innen sowie an voller Hohn auf ihn herabblickende Gesichter. Für einen kurzen Moment fühlte er sich wieder wie der kleine Junge von damals, allein und schutzlos auf dem riesigen Schulhof. »Kommt mir bekannt vor«, nuschelte er mitgenommen.

»Inwiefern?«

»Na ja, ich glaube, jetzt habe ich endlich mal einen Begriff für etwas, das ich schon lange kenne.«

»Verstehe«, sagte sie und kritzelte etwas auf ihr Klemmbrett. »Können Sie denn sagen, wann das, ich nenne es jetzt mal das stark ausgeprägte Tagträumen, ungefähr angefangen hat?«

Er überlegte einen Moment und erwiderte dann zaghaft: »Wahrscheinlich in der Grundschule. Schon damals war ich verträumt und wurde von den anderen dafür gehänselt. Dabei wollte ich immer nur dazugehören. Ich habe mich schrecklich einsam gefühlt.«

Während er sprach, schob sich zunächst nur schemenhaft und dann immer deutlicher erkennbar das wutverzerrte, zornige Gesicht seines Vaters vor sein inneres Auge. Dieser hatte zu denjenigen gehört, die es hassten, wenn Aron mal wieder nicht sofort auf irgendeine Aufforderung oder Frage reagierte. Er erinnerte sich noch gut an die dumpfen Schmerzen, die die zu einer Faust geballten, herabsausenden Finger seines Vaters regelmäßig auf seinem Hinterkopf hinterlassen hatten. Der charakteristische Schlag auf seinen Schädel fühlte sich für einen Moment erschreckend real an, so als ob sein Vater ihm gerade jetzt eine weitere Kopfnuss verpasst hätte. Instinktiv zog er den Kopf zwischen die Schultern und warf einen schnellen Blick hinter sich, doch da war nichts außer der weiß verputzten Wand der Praxis. Kurz kam es ihm vor, als würde selbst die ihn verurteilen. Er drehte den Kopf wieder nach vorne und wie um sich seiner eigenen Unversehrtheit zu versichern, strich er sich mit der Hand über die betroffene Stelle am Hinterkopf. Dadurch flaute der Schmerz, der eigentlich keiner war, endgültig ab. Zunehmend erschöpft durch sein inneres Gefühls- und Gedankenchaos, rieb er sich den Nacken, während er versuchte, sich zu beruhigen.

Falls Frau Heller-Schmidt wahrgenommen hatte, was gerade in ihm vorgegangen war, ließ sie es sich nicht anmerken.

»Wissen Sie, die ersten Stunden einer psychotherapeutischen Zusammenarbeit können sehr anstrengend sein. Um mir ein ganzheitliches Bild von Ihnen machen zu können, muss ich relativ ausführlich Informationen rund um Ihre Beschwerden einholen. Auch Ihre Biografie und Ihre aktuelle Lebenssituation werde ich noch berücksichtigen. Und da können auch durchaus schmerzhafte Erinnerungen hochkommen. Das mache ich allerdings nicht, um Sie unnötig zu quälen, sondern um Sie dann zielführend behandeln zu können. Mit der Zeit wird dieses eher mechanische Ausfragen automatisch weniger werden.«

Ihre Einordnung hatte erneut eine beruhigende Wirkung auf Aron. Sein Atem, der in den letzten Minuten besonders flach und schnell geworden war, beruhigte sich langsam. Wie von selbst griffen seine Hände jetzt zu dem silbernen Schiebegriff des Reißverschlusses seiner Jacke und zogen diesen langsam hinunter, bis er leise klickend aufsprang. Er atmete auf. Endlich konnte die erhitzte Luft entweichen, die sich, seitdem er heute Morgen aufgebrochen war, im Inneren seiner Jacke angestaut hatte. Ob er wohl stank?

»Seit wann sind Ihre Beschwerden denn so schlimm, dass Sie eine Psychotherapie in Erwägung ziehen, Herr Walter?«, erkundigte sich Frau Heller-Schmidt weiter.

»Keine Ahnung, das hat sich so entwickelt. Während des Studiums hatte ich zunehmend Probleme, in größeren Runden abzuhängen. Ich meine, viel gesagt habe ich noch nie, aber mittlerweile ist es so schlimm, dass ich vor anderen kaum noch ein Wort herausbringe«, murmelte er und schüttelte entmutigt den Kopf.

»Okay, ja, das hört sich wirklich sehr belastend an. Unternehmen Sie trotz allem noch etwas mit Freund:innen?«

»Na ja, das Einzige, was noch ganz entspannt geht, ist gemeinsam Zocken. Da muss man nicht groß reden, wenn man nicht will.«

»Und wie wirkt sich das alles auf Ihr Studium – was studieren Sie, wenn ich fragen darf? – aus?«

»Philosophie ... Ist nicht gerade das extrovertierteste Fach. Ich kann viel lesen und mich zuhause in meinen Büchern vergraben ... Aber Referate halten muss ich dann schon ab und zu, und das ...«, er machte eine kurze Pause und presste dann hervor, »... ist für mich einfach nur die absolute Hölle.«

Aron beobachtete, wie Frau Heller-Schmidt etwas notierte. Dadurch hatte er Zeit, sie unauffällig ein wenig genauer zu mustern. Er fand, dass sie wirklich nett aussah. Und ziemlich entspannt dafür, dass ihr Kugelschreiber nur so über ihr Klemmbrett flog. Konnte er ihr vertrauen? Mochte sie ihn? Schrieb sie vielleicht gerade HOFFNUNGSLOSER FALL auf ihr Papier? Vielleicht war jetzt die Gelegenheit, die Jacke unbemerkt ganz auszuziehen? Ob das wohl eine gute Idee war, herzukom...

»Was genau macht das Referathalten für Sie denn zur Hölle?«, unterbrach sie seine Gedanken und schaute von ihrem Klemmbrett auf.

Ihm gelang es gerade noch rechtzeitig, den Blick von ihr abzuwenden und die Wand hinter ihr zu fokussieren.

»Nur damit ich es mir besser vorstellen kann«, ergänzte sie erklärend.

Dieses Mal ging ihm die Antwort verhältnismäßig leicht von den Lippen: »Aus dem gleichen Grund, warum ich auch nicht mehr in die Mensa gehe. Ich hatte dort andauernd das Gefühl, dass mich alle beim Essen anstarren. Vor lauter Bammel, etwas falsch zu machen, zu laut zu schmatzen oder mich zu bekleckern oder so, habe ich irgendwann keinen Happen mehr heruntergebracht. Und dann hat mein Magen in der Vorlesung laut geknurrt, und ich hatte Angst, dass die anderen es hören und sonst was von mir denken. Seitdem gehe ich mittags nach Hause und esse dort ... Was zum Glück geht, weil ich nah an der Uni wohne.«

»Gut, vielen Dank. Das waren schon sehr viele und vor allem hilfreiche Informationen, um sich Ihrer Symptomatik anzunähern. Bevor ich jedoch eine Diagnose stelle, gebe ich Ihnen gleich noch ein paar Fragebögen mit, die Sie bitte das nächste Mal ausgefüllt wieder mitbringen.«

Er schaute sie irritiert und mit hochgezogenen Augenbrauen an, während er mit unsicherer Stimme nachhakte: »Ich dachte, Sie entscheiden heute, ob Sie mich nehmen oder nicht?«

Sie lächelte und legte das Klemmbrett auf den kleinen hölzernen Beistelltisch, der direkt neben ihrem Sessel stand. »In der psychotherapeutischen Sprechstunde geht es erst einmal darum, festzustellen, ob Behandlungsbedarf besteht. Das Ob würde ich bei Ihnen mit einem klaren Ja beantworten.« Sie musste seinen fragenden Blick bemerkt haben, denn sie erklärte: »Damit meine ich, dass die Ernsthaftigkeit Ihrer Beschwerden, soweit mein erster Eindruck, eine psychotherapeutische Behandlung rechtfertigen.«

Er war also an der richtigen Adresse hier, stellte er gelöst fest. »Und um hinsichtlich Ihrer Diagnose sicherzugehen und dabei auch die Fragebögen mit einzubeziehen, würde ich einen weiteren Kennenlern-Termin vorschlagen. Bevor eine Psychotherapie offiziell bei der Krankenkasse beantragt wird, stehen uns nämlich mehrere Probestunden, die sogenannte Probatorik, zur Verfügung. Auch um herauszufinden, ob die Chemie zwischen uns stimmt. Das ist nämlich einer der entscheidendsten Wirkfaktoren einer Psychotherapie – es muss menschlich passen.«

Aron fiel ein Stein vom Herzen. Sie schickte ihn nicht weg, sondern im Gegenteil: Er sollte sogar wiederkommen! »Ja, bitte. Ich kann so nicht mehr weitermachen«, sagte er aufatmend.

»Nächste Woche um die gleiche Zeit?« fragte sie, was er bestätigte. Sie notierte sich den Termin und sagte dann: »Bevor Sie gehen, sind noch ein paar Formalien wie das Einlesen Ihrer Krankenkassenkarte nötig.« Sie erhob sich und startete ihren

Computer, während sie gleichzeitig einen Stapel Papier aus ihrer Schreibtischschublade zog.

In Aron machte sich eine unglaubliche Erleichterung breit – er hatte womöglich eine Psychotherapeutin gefunden!

SYMPTOME: DIE BOTEN DER SEELE

Allgemein kann man Symptome als sich wiederholende, mit Gefühlen verschränkte Verhaltensmuster zusammenfassen, die auf die ein oder andere Weise Leidensdruck erzeugen (Wöller & Kruse, 2018). Sie können sich auf körperlicher (»Aua, mein Bein tut weh!«), psychischer (»Ich habe Angst!«) oder auf der Beziehungsebene (»Ich traue niemandem über den Weg!«) ausdrücken.

Aron beispielsweise ist sehr unsicher und hat unter anderem Angst davor, sich in Anwesenheit anderer Menschen zu blamieren. Das führt dazu, dass er sich immer weiter zurückzieht und schlussendlich nicht mehr mit seinen Kommiliton:innen in die Mensa gehen kann. Seine Symptomatik – Angst und sozialer Rückzug – schränkt seinen Alltag also stark ein, worunter er ganz offensichtlich leidet.

Symptome können zum einen als Affektkorrelate, also im Zusammenhang mit bestimmten Gefühlen, auftreten (Wöller & Kruse, 2018). Ein »nervöser Magen« oder »zusammengebissene Zähne« sind gute Beispiele aus unserer Alltagssprache, die diese Zusammenhänge von in diesem Fall körperlichen Symptomen und Gefühlen beschreiben. Nehmen wir an, Aron muss ein Referat halten. Er hat unglaubliche Angst, zu versagen, was seine Aufregung davor und währenddessen ins schier Unermessliche ansteigen lässt. Die Aufregung drückt sich unter anderem in einer starken Übelkeit in den Stunden vor dem Referat aus. Dann ist hier das Symptom die Übelkeit und das damit zusammenhängende (= korrelierende) Gefühl, die Angst. In diesem Fall spürt er die Angst deutlich, sie ist ihm bewusst (Wöller & Kruse, 2018).

Symptome können aber auch als unbewusste Affektäquivalente, also anstelle von Gefühlen, auftreten (Wöller & Kruse, 2018). Sie sind dann wie die große Schwester (= das Symptom), die versucht, stellvertretend für den kleinen Bruder (= unbewusstes Gefühl) etwas zu kompensieren, wozu er selbst noch nicht in der Lage ist oder sich zumindest nicht in der Lage fühlt.

Aron hätte eigentlich allen Grund, auf seinen Vater wütend zu sein. Er wirkt allerdings auf den ersten Blick überhaupt nicht wütend, sondern vor allem ängstlich und stark verunsichert. Auf Wutgefühle scheint er keinen Zugriff zu haben, sie entziehen sich also aktuell noch seinem Bewusstsein – sie sind unbewusst. Was wir beobachten können, ist, dass bei Aron starke Ängste dominieren, die ihm vor allem den sozialen Alltag bedeutend erschweren. Rational weiß er, dass die Ängste unbegründet sind. Diese Einsicht hilft ihm aktuell allerdings nur bedingt bis gar nicht weiter – ein Phänomen, das viele Patient:innen beschreiben. Er kann sich nicht einfach sagen: Die Ängste sind blödsinnig, also lasse ich das mit dem Ängstlichsein.

Doch warum funktioniert das nicht? Die psychodynamische Lehre hat eine Antwort darauf: Weil die Symptomatik einen Sinn hat! Sie steht für unbewusste Gedanken, Wünsche und vor allem Gefühle, die um Bewusstwerdung kämpfen. In Arons Fall wäre das Gefühl der Wut (= Affekt) also gleichzusetzen (= äquivalent) mit dem Symptom der Angst. Aron leidet also unter irrationalen Ängsten, die ihm bewusst sind, während die sehr nachvollziehbaren Abgrenzungsaggressionen gegenüber seinem Vater derzeit noch im Äther seines Unbewussten verschwinden (müssen).

DAS UNBEWUSSTE: PANIC ROOM FÜR DIE PSYCHE

Um Gefühle erstens wahrnehmen und zweitens auch auf gute Art und Weise kommunizieren zu können, brauchen Kinder entsprechende Vorbilder. Sie müssen die Erfahrung machen, dass ihr »So-Sein« mit all den angenehmen sowie auch unangenehmen Gefühlen akzeptiert, ja sogar gefördert wird. Und vor allem müssen sie sich, egal welche Gefühlslage sie gerade durchleben, sicher und aufgehoben – also aus tiefsten Herzen heraus angenommen und gehalten – fühlen. Natürlich ist das nicht immer möglich, denn Eltern sind definitiv auch nur Menschen mit ihren eigenen Themen, aber die Basis sollte klar sein.

Angesichts dieser Tatsachen scheint es nachvollziehbar, dass Aron als Kind etwaige aufkommende »negative« Gefühle, wie zum Beispiel Frust, eher nicht zulassen konnte. Möglicherweise war es sogar sinnvoll, sich nicht gegen den zornigen Vater zu erheben, um sich vor Bestrafung in Form von körperlicher oder emotionaler Gewalt zu schützen. Noch wissen wir den genauen Grund dafür nicht, aber die Vermutung liegt nahe, dass es Aron sich aufgrund seiner kindgegebenen Abhängigkeit von seinen Eltern nicht »leisten« konnte, seinen Gefühlen freien Lauf zu lassen. Zu existenziell bedrohlich erschienen die Konsequenzen.

Und hier kommt das Unbewusste* ins Spiel: Die Psyche verfügt über eine unglaublich kreative Sammlung an automatisierten Abwehrmechanismen, die in Kraft treten können, wenn Gefahr im weitesten Sinne lauert. Um sich also vor dem Zorn seines Vaters (und weiteren Kopfnüssen) zu schützen, verdrängte Aron seine konflikthaften Gefühle ins hinterste Kämmerchen seines Unbewussten. Er verinnerlichte unbewusst, dass es sicherer war, diese weder zu spüren noch zuzulassen. Sie landeten im Panic Room seiner Psyche. Zumindest vorübergehend, denn Gefühle – und das gilt sowohl für die unbewussten (also die im Panic Room), als auch die bewussten – wollen früher oder später gefühlt werden. Wenn man ihnen also zu lange keine Beachtung schenkt beziehungsweise schenken kann, wie in Arons Fall, dann werden sie irgendwann vielleicht erst leise klopfend, doch später lautstark hämmernd an der Tür zum Bewusstsein rütteln. Das sind dann ebendiese Zustände, die Menschen zum Beispiel mit den Worten »Irgendwas beschäftigt mich« (leise klopfend) oder »Mir geht es seit Monaten immer schlechter« (an der Tür rüttelnd) beschreiben.

Manchmal kommt im Außen so viel Belastendes (Krankheit, Jobverlust und Ähnliches) zusammen, dass der Panic Room unserer Psyche in sich zusammenstürzt, und die jahrelang gut verstauten Gefühle plötzlich wie aus dem Nichts durch die Tür in das Wohnzimmer unseres Bewusstseins brechen, zum Beispiel in Form einer Panikattacke. Manchmal mutet die Psyche ihren Hausbesitzer:innen schwierige Gefühle auch erst dann zu, wenn sich diese sicher und geborgen fühlen. Dadurch steigt

* Streng genommen gibt es »das Unbewusste« als solches nicht, vielmehr handelt es sich um eine prozesshafte Struktur, deren Bausteine sich gegenseitig bedingen und fließend ineinander übergehen. Aus didaktischen Gründen habe ich mich jedoch für die substantivierte Form entschieden.

die Wahrscheinlichkeit für eine erfolgreiche Bewältigung derselben. So oder so, besonders angenehm ist dieser Zustand nicht.

Eines muss man dem Unbewussten lassen, es ist sehr kreativ darin, was es in welcher Form zu uns »nach oben« schickt. Das macht die psychodynamische Arbeit auch so spannend und abwechslungsreich. Symptome sind nicht einfach da, sie tragen eine Botschaft in sich, die verstanden werden möchte. Und wenn es gelingt, diesen leidvollen Boten die Tür zum Bewusstsein zu öffnen, sie also zu verstehen und anschließend mit allen Konsequenzen zu handeln, insbesondere aber zu fühlen, dann verlieren sie ihre Dringlichkeit.

Ist die Botschaft erfolgreich überbracht, braucht es keinen Boten mehr! Oder um es mit den Worten meiner zwei sehr geschätzten analytischen Kolleg:innen Cecile Loetz und Jakob Müller zu sagen: Das große »Rätsel des Unbewussten« ist dann, was die leidvolle Symptomatik in Form einer psychischen Erkrankung angeht, zumindest teilweise gelöst (Loetz & Müller, 2023).

#OHNEFACHGEDÖNS: SYMPTOME

Symptome sind nicht der Ausgangspunkt, sondern das leidvolle Ergebnis von sowohl bewussten als auch unbewussten Prozessen. Psychische Erkrankungen, wie zum Beispiel Depressionen oder Angststörungen, sind deshalb in der Regel keine überflüssige und zufällige Laune der Natur. Obschon sie oft furchtbares Leid erzeugen, fungieren sie auch als wichtige Botschafterinnen unseres Unbewussten. Anders ausgedrückt: Wenn wir, aus welchem Grund auch immer, eigene Bedürfnisse, Wünsche oder Gefühle über einen zu langen Zeitraum unterdrücken (müssen), dann kann unsere dadurch aus dem Gleichgewicht geratene Psyche zu sehr kreativen, aber auch durchaus leidvollen Mitteln greifen, um unsere Aufmerksamkeit zu erzwingen. Denn manchmal sind wir erst dann bereit etwas zu verändern, wenn der Schmerz unerträglich wird.

WENN TRÄUMEN ZU EINER RESSOURCE WIRD

Obschon Aaron bisher eher schlechte Erfahrungen mit seiner verträumten Art sammeln musste, steckt in Träumen an sich ein nicht zu unterschätzendes Potenzial, von dem wir alle profitieren können.

Ein Großteil der Prozesse, die sich in unserem Kopf abspielen, entzieht sich unserem Bewusstsein. Das darf auch gerne so bleiben, doch wenn Menschen unter einer psychischen Erkrankung leiden, rückt die Bedeutsamkeit des Unbewussten aus psychodynamischer Perspektive automatisch in den Vordergrund.

Vielleicht kennst du folgenden Zustand von dir oder einem Menschen in deinem Umfeld: Du hast fest vor, eine Routine in deinen Alltag zu integrieren, von der du weißt, dass sie dir guttun wird. Für die einen ist das Bewegung, für die anderen das Zubereiten frischer Mahlzeiten oder das Tagebuchschreiben. Doch plötzlich ist der Tag vorbei und man hat nichts von dem geschafft, was man sich vorgenommen hatte. Und zwar nicht aus Zeit- oder Ressourcenmangel, sondern »einfach so«. Häufig melden sich dann nach vertaner Chance altbekannte Weggefährten wie Frust, Enttäuschung oder harsche Selbstkritik ganz besonders heftig. Im Versuch, diesen Konflikt zu beschreiben, fallen dann gerne Worte wie »blockiert«, »ohnmächtig« oder Sätze wie »Ich habe keine Ahnung, warum, ist einfach so passiert«.

Eines vorweg: Dass man nicht immer alles schafft, was man sich vornimmt, ist völlig normal und sollte nicht automatisch als »Störung« verbucht werden. Psychodynamisch gedacht, würde man sich jedoch unter anderem fragen, was einen da gerade blockiert. Denn der Verstand vertritt oft einen recht klaren Standpunkt (»Tu es, es wird dir guttun!«), nur ist er, oft zum großen Leid der Betroffenen, manchmal auf ernüchternde Art und Weise machtlos. Was bleibt also übrig, wenn die Möglichkeiten der bewussten Beeinflussung des Denkens und Handelns ausgeschöpft sind? Wie ihr euch bestimmt denken könnt: die Arbeit mit dem Unbewussten.

Psychodynamisch verstanden, wurzelt auf den ersten Blick unerklärlich Scheinendes, wozu auch psychische Störungen gehören können, in unbewussten Konflikten, Prozessen und/oder Strukturen. Mit anderen Worten: Das Unbewusste gewinnt spätestens dann an Relevanz, wenn der Verstand nicht mehr ausreichend Linderung versprechende Lösungen liefert, um gesund zu bleiben. Und ab da wird es besonders interessant, aber auch ein wenig komplizierter. Denn könnte man das Unbewusste mit dem Verstand bändigen, dann wäre dieses Kapitel hinfällig. Es existieren zwar Zugangswege zu den Tiefen des Unbewussten, allerdings liegen sie in der Regel gut verborgen und sind oft nicht auf eigene Faust erschließbar. Es braucht den um Objektivität bemühten Blick von außen, wenn der eigene Verstand nicht mehr länger die Zügel in der Hand hält und unbewusste Konflikte enttarnt werden wollen. Das ist auch der Grund, warum Psychotherapeut:innen genauso wie alle anderen Menschen in psychischen Krisen Hilfe von Außenstehenden benötigen.

Einen möglichen Zugang zum Unbewussten bildet alles, was nicht der Dominanz des Verstandes unterliegt. Dazu gehören zum Beispiel kreative Prozesse wie Malen, was in der tiefenpsychologischen Kunsttherapie zum Einsatz kommt, oder eben das nächtliche Träumen. Nachts legt der präfrontale Kortex, also das Gehirnareal, das für das rationale Denken zuständig ist, ein Päuschen zum Regenerieren ein. Diese Kontrollinstanz, die uns tapfer durch den Tag manövriert, ist dann also »offline«, was den Weg für Fantasie und Kreativität frei macht (Tubbs et al., 2022). Die Vermutung liegt nahe, dass darin auch die Begründung für die zwar meistens sehr einfallsreichen, aber teilweise auch sehr bizarren Trauminhalte liegen könnte. Anders ausgedrückt: Ohne rationales Denken ist unser Gehirn schlichtweg mit der Interpretation von Bildern überfordert. Das Ergebnis: ziemlich verrücktes Traumkino!

Ob Träume an sich eine Funktion haben, ist nicht vollends geklärt. Michael Schredl, Schlafforscher am Zentralinstitut für Seelische Gesundheit in Mannheim, drückt es folgendermaßen aus: »Ob das Träumen eine eigene Funktion hat, ist jedoch schwierig zu beantworten. Denn damit ich weiß, was jemand geträumt hat, muss er mir den Traum erzählen. Dabei kann es sein, dass er über den Traum nachdenkt und deshalb im Wachzustand eine bessere Idee hat oder besser mit einer Situation zurechtkommt. Ich weiß dann nicht, ob der Effekt von dem Traum selbst herrührt oder vom Erzählen und Nachdenken über den Traum« (Hermann, 2012).

Genau dieses Potenzial des Träumens wird in der psychodynamischen Psychotherapie genutzt. Träume können einen indirekten Zugang zum rational nicht erfassbaren Unbewussten bilden. Damit ist nicht gemeint, dass bestimmte Traumsymbole, zum Beispiel die populäre Spinne, allgemeingültige Bedeutungen haben und pauschal nach dem kleinen Einmaleins der Träume gedeutet werden können. Trauminhalte unterliegen zwar mit hoher Wahrscheinlichkeit äußeren Einflussfaktoren wie der kulturellen Prägung, gewisse Bilder können sich in Abhängigkeit davon also häufen, aber mit der Annahme, Traumbilder ließen sich immer auf bestimmte Weise interpretieren (*XY* steht immer für ...), hat das nichts zu tun. Dieses Vorgehen ist aus wissenschaftlicher Perspektive nicht vertretbar.

In der psychodynamischen Psychotherapie wird der Schwerpunkt in der Traumarbeit daher auf das gelegt, was die Patient:innen selbst mit ihren Träumen verbinden. Dabei lohnt sich nicht nur der Blick auf den Inhalt, sondern auch auf die während des Träumens erlebten Gefühle. Wirkt der Träumer / die Träumende mit dieser Aufgabe jedoch völlig überfordert, ist auch mal eine vorsichtige Deutung von außen erlaubt, allerdings immer mit dem Ziel vor Augen, die Selbstreflexion der träumenden Person anzuregen.

Die eigenen Träume zu reflektieren, kann sehr aufschlussreich sein, denn die Bedeutungen, die Menschen ihren eigenen Träumen geben, entstehen aus ihnen selbst heraus, sind also ein Teil von ihnen. Und genau da wollen wir hin, wenn wir uns den Tiefen des Unbewussten annähern. Probieren wir es zusammen!

#reflexionfürdich:

Deine ganz eigene Traumdeutung

Vielleicht hast du schon einen Traum im Kopf, den du dir genauer anschauen möchtest? Ansonsten kannst du die Übung auch überspringen und erst dann machen, wenn du dich das nächste Mal an einen deiner Träume erinnern kannst.

Bevor es losgeht, noch ein paar wichtige Informationen und Anregungen:

1. Alle Wesen, zum Beispiel Menschen oder Tiere, die in Träumen vorkommen, können für reale Menschen in unserem Leben stehen, aber auch eigene Selbstanteile verkörpern. Außerdem bedient sich das Gehirn, quasi als Regisseur unserer Träume, häufig an sogenannten Tagesresten, um die Traumlandschaft zu konzipieren. Da wird dann kurzerhand mit dem gearbeitet, was man an dem Tag selbst erlebt hat.
2. Am besten ist es, die Übung zu machen, wenn die Träume noch frisch, also noch gut erinner- und nachfühlbar sind. Das sind in der Regel Träume der letzten Nacht oder Träume, die einen schon das ganze Leben begleiten, also immer wiederkehren.
3. Falls du deine Träume schnell vergisst, empfehle ich dir, sie aufzuschreiben. Stichpunkte reichen aus.
4. Falls du dich nicht an deine Träume erinnern kannst, gibt Robert Stickgold, ein Professor an der Harvard Medical School, in einem Artikel des *New York Times Magazine* ein paar Tipps. Unter anderem empfiehlt er, vor dem Schlafengehen drei Gläser Wasser zu trinken. Dann steigt die Wahrscheinlichkeit,

dass man nachts während eines Traums oder kurz danach aufwacht und sich deshalb besser erinnert (Lowe, 2017). Da ich zur Gruppe der aktiven Träumer:innen gehöre, konnte ich es selbst leider nicht testen, erwähnen wollte ich es aber dennoch.

Falls du nicht weißt, wie du anfangen sollst, habe ich ein paar Fragen formuliert, die dir den Einstieg in deine ganz eigene Traumdeutung erleichtern werden. Du kannst dich daran orientieren, musst es aber nicht. Und am Besten notierst du deine Antworten auf einem Blatt Papier oder in einem Notizbuch.

- Wer oder was kam in deinem Traum vor?
- Was hat die Begegnung in dir ausgelöst?
- Abgesehen vom Inhalt deines Traums, was hast du währenddessen gefühlt?
- Mit welchem Gefühl bist du danach aufgewacht?
- Erinnert dich das Traummaterial (Gefühle, Menschen, Tiere ...) an etwas aus deinem realen Leben?
- Überprüfe deinen Tagesrest. Könnten die Erlebnisse des Tages deinen Trauminhalt beeinflusst haben?

WISSENSWERTES: DAS ERSTGESPRÄCH

Wie die vorangegangene Szene mit Aron gezeigt hat, ist gerade der allererste Termin mit einem Psychotherapeuten / einer Psychotherapeutin oft mit Aufregung und Ängsten verbunden. Für Menschen mit psychischen Störungen kann es besonders schwierig sein, eine psychotherapeutische Sprechstunde zu vereinbaren. Die Gründe dafür sind je nach Ausprägung und Art der Symptomatik vielfältig. Da kann selbst ein bevorstehender Anruf schon mal mit massiven Ängsten einhergehen, gerade in der aktuellen Zeit, in der bevorzugt in geschriebener Form mithilfe von Whatsapp, E-Mail und Ähnlichem kommuniziert wird. Erkrankungen, die mit Erschöpfung und Kraftlosigkeit einhergehen, können den Griff zum Telefonhörer zusätzlich erschweren.

Dinge, die also für andere ganz selbstverständlich erscheinen, können psychisch kranke Menschen vor ungeahnte Herausforderungen stellen. Alleine schon der Weg in die Praxisräumlichkeiten kann sich dann als beängstigende, beinahe unüberwindbare Hürde gestalten. Häufig geschilderte Bedenken sind: Werde ich es aus dem Bett schaffen? Was ist, wenn ich auf dem Weg eine Panikattacke bekomme? Werde ich trotz meiner zeitraubenden Zwangshandlungen pünktlich sein?

Auch Selbstvorwürfe vor und bei Beginn einer Psychotherapie sind keine Seltenheit, die Gedanken lauten dann häufig wie folgt: Andere Menschen haben viel schlimmere Dinge erlebt als ich, und die brauchen keine Therapie, was ist mit mir falsch? Oder: Ich will niemandem den Platz wegnehmen, andere haben es sicher um einiges nötiger als ich.

Da man es nicht oft genug betonen kann: Psychisches Leid ist und bleibt subjektiv. Manche Menschen haben offensichtlich

Traumatisches erlebt und benötigen keine Psychotherapie, andere hingegen mit scheinbar weniger belastenden Erfahrungen im Rücken schon. Wenn man also den Verdacht hat, dass man professionelle Hilfe braucht, dann sollte man eine psychotherapeutische Sprechstunde vereinbaren (Los jetzt!). Alles Weitere, wie zum Beispiel die Frage, ob man überhaupt eine Psychotherapie braucht oder ob es vielleicht auch mit einem Coaching getan ist, kann dann der/die die Sprechstunde durchführende Psychotherapeut:in klären.

Im Zweifel also nicht zu viel Zeit vergehen lassen und ein Erstgespräch im Rahmen der Sprechstunde organisieren. Das zeugt weder von Schwäche noch von fehlendem Durchhaltevermögen. Prävention ist sexy! Und da man die Ernsthaftigkeit psychischer Erkrankungen nicht oft genug hervorheben kann: Vorsorge kann buchstäblich Leben retten.

Die psychotherapeutische Sprechstunde ist ein »niederschwelliges Beratungs- und Behandlungsangebot« (Dieckmann, Becker & Neher, 2021, S. 18), das dazu dient, festzustellen, ob bei einem Menschen eine Psychotherapie notwendig ist oder nicht. Die Sprechstunde kann sich in mehrere Sitzungen gliedern, darf allerdings die Dauer von insgesamt 150 Minuten pro Patient:in nicht überschreiten. Manche Psychotherapeut:innen bieten je nach Bedarf kurze Sprechstunden an, die nur 25 Minuten dauern, andere wiederum direkt eine Doppelstunde – davon sollte man sich nicht verwirren lassen.

Psychotherapeut:innen sind dazu verpflichtet, ein gewisses Kontingent an Sprechstunden anzubieten, auch wenn sie aktuell keine freien Behandlungsplätze haben. Durch einen Termin in der psychotherapeutischen Sprechstunde hat man also nicht automatisch Anspruch auf eine anschließende Behandlung bei dem/der durchführenden Psychotherapeuten/Psychotherapeutin. Aber immerhin weiß man dann mit Sicherheit, ob eine Psychotherapie sinnvoll ist und falls nicht, was für alternative Behandlungsmethoden (zum Beispiel Beratung, Coaching und Ähnliches) infrage kommen könnten.

Falls du dich noch weiter einlesen möchtest, dann scanne einfach die zwei folgenden QR-Codes mit der Handykamera ab.

Die Psychotherapeutische Sprechstunde

www.wege-zur-psychotherapie.org/die-psychotherapeutische-sprechstunde/

Allgemeine Informationen rund um Psychotherapie

www.bptk.de/ratgeber/wege-zur-psychotherapie/

LITERATUR

Allen, J. G., Fonagy, P. & Bateman, A. (2011). *Mentalisieren in der psychotherapeutischen Praxis.* Klett-Cotta Verlag.

Dieckmann, M., Becker, M., & Neher, M. (Hrsg.) (2020). *Faber/Haarstrick. Kommentar Psychotherapie-Richtlinien.* Elsevier Health Sciences.

Domin, H. (1959). *Nur eine Rose als Stütze. Gedichte.* S. Fischer Verlag.

Hermann, F. (2012). »Warum träumen wir?«. In *Das* Gehirn.info. Abrufbar unter www.dasgehirn.info/aktuell/frage-an-das-gehirn/warum-traeumen-wir (letzter Zugriff: 13.08.2024).

Loetz, C., & Müller, J. (2023). *Mein größtes Rätsel bin ich selbst: Die Geheimnisse der Psyche verstehen.* Carl Hanser Verlag.

Lowe, J. (2017). »How to remember your dreams«. In *The New York Times Magazine.* Abrufbar unter www.nytimes.com/2017/01/27/magazine/how-to-remember-your-dreams.html (letzter Zugriff: 13.08.2024).

Tubbs, A. S., Fernandez, F. X., Grandner, M. A., Perlis, M. L., & Klerman, E. B. (2022). The mind after midnight: Nocturnal wakefulness, behavioral dysregulation, and psychopathology. *Frontiers in network physiology, 1*, 830 338.

Wöller, W., & Kruse, J. (2018). *Tiefenpsychologisch fundierte Psychotherapie: Basisbuch und Praxisleitfaden.* Schattauer Verlag.

SCHAM

»Sich seiner selbst zu schämen, bedeutet, nicht gesehen werden zu wollen. Daher verbirgt sich, wer sich schämt, oder wendet doch zumindest sein Gesicht ab. Zugleich schließt er die Augen und weigert sich, etwas zu sehen. Es ist die eine Art magische Geste, die aus dem Glauben entspringt, dass wer nichts sieht, nicht gesehen werden kann.«
(Fenichel, 1997, S. 200)

Die Praxis hatte hohe stuckverzierte Decken und in die Jahre gekommene weiß lackierte Doppelfenster. Der Lack blätterte allmählich ab und brachte das dunkle Holz dahinter zum Vorschein. Ich kam nun schon seit gut einem Jahr in die Praxis und hatte herausgefunden, dass es mich entspannte, wenn ich in den Sitzungen ab und zu an meiner Therapeutin vorbei durch die zwei großen Fenster hinaus in den Himmel blickte. In Momenten, in denen ich den Kontakt zu mir selbst suchte, hatte der je nach Tages- und Jahreszeit unterschiedlich getönte Himmel eine beruhigende Wirkung auf mich. Die Weite ließ mich durchatmen, ganz im Gegensatz zu der Welt um mich herum, die mir regelmäßig die Luft zurück in die Lunge zu drücken schien und mir jeden Raum zum Atmen nahm.

Allgemein hatte ich das Gefühl, dass meine Atmung weniger einem ständigen Prozess des Austauschs von verbrauchter Luft durch nährenden Sauerstoff folgte. Vielmehr fühlte es sich so an, als ob sich die Luft in meiner Lunge so lange ansammelte, bis die fadenartigen Lungengefäße zu schmerzen begannen und unter dem Druck zu platzen drohten. Nicht dass sie das jemals taten. So weit war ich mittlerweile mithilfe meiner Therapeutin gekommen. Ich wusste, sie würden nicht platzen. Ich hatte erkannt, dass der Druck für etwas stand, was meinem Bewusstsein noch nicht zugänglich war, er war eine Art Barriere, die sich zwischen mich selbst und mein Erleben schob.

Ich schauderte für einen kurzen Moment. Wollte ich diesen wie aus dem Nichts auftauchenden Gefühlen überhaupt auf den Grund gehen? Der Himmel, der meine Gedanken für einen Moment aufgefangen hatte, hatte mittlerweile ein leichtes Rosa angenommen. Zwei Tauben tanzten auf dem ziegelfarbenen Dach des Nachbarhauses. Erschöpft rieb ich mir die Augen, lenkte meinen Blick mühsam wieder in die Richtung meiner Therapeutin und blickte sie an. Eine wohlige Wärme breitete sich in mir aus und brachte etwas in mir zum Fließen, was davor kurzzeitig ins Stocken geraten war.

Frau Thaler war ganz anders, als ich sie mir vor unserem ersten Kennenlernen vorgestellt hatte. Damals entwarf ich in meinem von Schmerz gebeutelten und Hilfe herbeisehnenden Kopf das Bild einer älteren, weisen Frau mit Kleidung aus feinen Stoffen, Kaschmir oder so was, die mir mit einem milde-freundlichen Lächeln auf dem Gesicht alle meine Fragen beantworten konnte. Quasi ein Dumbledore in Weiblich, vielleicht sogar mit der charakteristischen Halbmondbrille, nur ohne Zauberhut. Dumbledore ist der Schulleiter von Hogwarts, der Schule für Hexerei und Zauberei, die der Waisenjunge Harry Potter in J. K. Rowlings gleichnamiger Kinder- und Jugendromanreihe besucht.

Von einem Dumbledore war Frau Thaler jedoch, wie ich direkt zu Beginn unserer ersten Stunde mit nicht zu unterschätzender Enttäuschung feststellen musste, meilenweit entfernt. Sie war eine quirlige kleine Person mit graubraunen Haaren, die mich, um in der Harry-Potter-Analogie zu bleiben, deutlich mehr an Professor Flitwick als an Dumbledore erinnerte. Filius Flitwick ist ein hoch angesehener Lehrer für Zauberkunst in Hogwarts und wird aufgrund seines Erscheinungsbildes oft verkannt. Er ist so klein, dass er auf Bücherstapeln stehend unterrichten muss, um seine Klasse überhaupt überblicken zu können. Aber unterschätzen sollte man ihn deshalb nicht, ist er doch berühmt für seine herausragenden magischen Fähigkeiten. Bei Frau Thaler war es ähnlich, denn sie hatte mir im Verlauf des letzten Jahres tatsächlich dazu verholfen, ganz allmählich meine lange verloren geglaubte Hoffnung an das Leben zurückzugewinnen.

Als ich mich damals zu unserer ersten Sitzung schleppte, war von mir selbst nicht mehr viel übrig gewesen. Ich kämpfte mit heftigen Stimmungseinbrüchen, Antriebslosigkeit und massiven Selbstzweifeln. Wenn ich nicht arbeitete, war ich am Boden zerstört. Und damit meine ich tatsächlich am Boden. Arbeit, Boden, Arbeit, Boden. Ich lag auf dem Rücken auf dem weißen Flokati-Teppich im Wohnzimmer, die Gliedmaßen weit von mir gestreckt. Oder ich kauerte stundenlang auf den von der Fußbodenheizung gewärmten Fliesen des Badezimmers und betrachtete das weiße Keramikwaschbecken von unten. Der metallene Siphon schlängelte sich mittig herab und verschwand in einem Loch in der Wand. Staubflusen sammelten sich auf den Dichtungsringen und auf dem Boden. An anderen Tagen kam ich gar nicht erst aus dem Bett. Da Arbeit das Einzige war, wozu ich mich irgendwie aufraffen konnte, fielen diese Tage meistens auf das Wochenende. Ich konnte nichts anderes tun, als an die Decke zu starren. Böden und Decken, darin war ich Spezialistin.

Der Boden in der Praxis von Frau Thaler beispielsweise bestand aus Klickparkett, ein hellbraunes Holzquadrat reihte sich an das nächste. Die Praxis war entgegen meiner dumbledorischen Erwartungen überhaupt nicht mystisch-warm und ordentlich eingerichtet. Bücher stapelten sich in schiefen Türmen neben einem bereits übervollen braunen Ikea-Regal, eine trockene tropische Pflanze murkste im Eck mit hängenden Blättern vor sich hin, und ein kleines Marzipanschwein, das definitiv schon bessere Jahre gesehen hatte, stand verloren auf einem Regalbrett. Doch bereits im Erstgespräch gelang es Frau Thaler schon mit einem ersten kräftig-warmen Händedruck, mir Sicherheit und Zuversicht zu vermitteln. Sukzessive wagte ich es, meine zwar zauberhaften, aber doch eher realitätsfernen Erwartungen aufzugeben und durch den Kontakt zu einem echten menschlichen Gegenüber zu ersetzen.

»An was denken Sie gerade?«, fragte Frau Thaler sanft und holte mich damit aus meiner himmelverhangenen Gedankenwelt zurück in den Moment.

Ich holte tief Luft und stieß einen erleichterten Seufzer aus. »Gut, dass Sie nicht Dumbledore sind.«

Die Therapeutin zog leicht amüsiert die Augenbrauen hoch und schaute mich fragend an. Ich wiederum fixierte betreten den Boden und schämte mich für diese in meinen Augen viel zu wenig durchdachte, impulsive Antwort.

»Äh, also ... Kennen Sie Dumbledore aus Harry Potter?«

»Ich habe von ihm gehört, habe aber weder die Filme gesehen noch die Bücher gelesen.«

Ich schluckte und schwieg. Wie sollte ich ihr erklären, dass ich zu Beginn der Therapie gehofft hatte, sie sei ein Zauberer aus einer Romanreihe, mit langen weißen Haaren und Zauberstab? Das fühlte sich für mich jetzt lächerlich und kindisch an.

Sie würde mich für völlig durchgedreht halten. Beziehungsweise für noch durchgedrehter als sowieso schon.

»Würden Sie mir die Filme denn empfehlen?«

Die Frage holte mich aus meinem panikartigen, sich bereits im Siphon meines Kopfes verlierenden Gedankenstrudel. Mit roten Wangen riss ich meinen Blick vom Klickparkett los und sah Frau Thaler an. Zu meiner Verwunderung erkannte ich in ihrer Mimik nichts als freundliche Neugier. Misstrauisch scannte ich ihr Gesicht nach Anzeichen von Belustigung oder anderer mir gegenüber als abwertend interpretierbaren Regungen ab. Doch da war nichts.

Frau Thaler neigte ihren Kopf jetzt leicht nach rechts und schaute mich nun doch etwas besorgt an. Mir wurde plötzlich bewusst, wie bescheuert ich wirken musste, und zwang mich zu einem »Äh, ja, die Filme sind großartig und sehr zu empfehlen«. Sie nickte und schwieg. Das war ein verdammt lautes Schweigen. In meinem Kopf fing es an zu rattern, meine Gedanken schwollen zu einer dröhnenden Welle aus Selbstabwertungen an, unter der ich wie so oft zuvor unterzugehen befürchtete.

Warum hast du das gesagt? Lächerlich ... Stell dich nicht so an! Dumbledore, dein Ernst?, brüllten die Stimmen in meinem Inneren durcheinander. Ich spürte, wie ich japste. Und plötzlich war es wieder da, dieses Gefühl, keine frische, nährende Luft mehr zu bekommen. Egal, wie viel Sauerstoff ich in meine Lunge hineinpumpte, er schien weniger zu werden. Mein Kopf lief zunehmend heiß, und ich fasste mir mit der rechten Hand an die Stirn, sie glühte förmlich. Und dann der Cut, die Gedanken traten in den Hintergrund und mein Körper nahm das Ruder in die Hand. Wie ich das hasste! Wie ich mich dafür hasste!

Ich versuchte, meinen Atem zu beruhigen, sog die Luft tief in meine Lunge ein und stieß sie durch den Mund wieder aus. Ein.

Aus. Ein. Aus. Wie oft hatten wir das schon geübt? Auf der Suche nach Halt schoss mein Blick im Raum umher, ohne irgendetwas wirklich wahrzunehmen. Ich musste wahnsinnig wirken.

»Was passiert gerade?« Die vertraute Stimme meiner Therapeutin drang aus der Ferne an mein Ohr.

»Ich kann nicht ...«, stammelte ich kurzatmig.

»Doch, Sie können«, sagte Frau Thaler daraufhin wohlwollend, aber bestimmt.

Ihre Worte, auch wenn es nicht viele waren, wirkten wie ein Rettungsring, den mir jemand zuwarf, während ich verloren im offenen Meer ums Überleben kämpfte. Es vergingen ein paar weitere sehr lange Sekunden, bis ich die Kraft fand, ihn zu packen. Und mit diesem Packen kam etwas in mir zur Ruhe. Mein Atem beruhigte sich, wurde allmählich gleichmäßiger und fand wie von selbst in seinen naturgegebenen Rhythmus zurück. So als wäre nie etwas gewesen.

Mein erster Schluchzer war so laut, dass ich kurz selbst erschrak, innehielt und mit bereits tränengefüllten Augen zu Frau Thaler blinzelte. Ich hatte einen verachtenden, genervten oder verurteilenden Blick erwartet, aber das Gegenteil war der Fall. Sie schaute mich einfach nur mitfühlend an, woraufhin ich mein Weinen gar nicht mehr kontrollieren konnte. Die Tränen schossen nur so aus meinen Augen und kullerten meine erhitzten Wangen hinab. Meine Nase hörte nicht auf, Rotz zu produzieren. Ein immer größer werdender Tropfen sammelte sich an meiner Nasenspitze und drohte, gefährlich über dem Abgrund baumelnd, jederzeit in die Tiefe zu stürzen. Frau Thaler beugte sich vor, griff nach der blauen Taschentuchpackung, die auf dem Glastisch zwischen uns lag, und hielt sie mir entgegen.

Diese kleine Geste bewegte mich sehr. Ich war es nach wie vor nicht gewohnt, meinen Gefühlen freien Lauf lassen zu dürfen, ohne dafür getadelt zu werden. Verheult blickte ich auf und zog ein schneeweißes Papiertuch heraus. Wie immer kam ein weiteres ungewollt mit aus der Packung, was ich aufgrund der Sturzbäche an Tränen dankbar in meinem Schoß bunkerte. Durch mein Vornüberbeugen verabschiedete sich jetzt auch der mittlerweile für meine Nasenspitze zu groß gewordene Tropfen Rotz und landete lautlos auf dem Boden.

Langsam beruhigte ich mich. Mit dem Taschentuch trocknete ich die Tränen ab und putzte meine Nase. Währenddessen fiel mir auf, dass der Rotztropfen auf dem Klickparkett eine klitzekleine Wasserlache hinterlassen hatte.

Erschöpft schüttelte ich den Kopf. »Ich dachte, ich sei schon weiter.«

»Wie genau meinen Sie das?«, erkundigte sich Frau Thaler.

Ich hob den Kopf und fragte geradeheraus: »Wie lange komme ich nun schon zu Ihnen?«

Frau Thaler überlegte kurz. »Heute müsste ungefähr die 42. Stunde sein«, sagte sie dann.

Ich überspielte meine kurz aufflammende Irritation über die Präzision ihrer Antwort, unterdrückte ein »Woher wissen Sie das?« und erwiderte trotzig: »Sehen Sie, ich dachte, nach einer so langen Zeit würde mir so etwas nicht mehr passieren.«

»Das kann ich verstehen, und ich sehe deutlich, dass Sie gerade kämpfen, aber erlauben Sie mir erneut die Frage: Was genau ist denn gerade passiert?«

Ich hielt inne und dachte nach. Meine Augen suchten im Raum nach Orientierung. Sie streiften das rosafarbene Marzipanschwein, und mir kam es so vor, als sähe es heute irgendwie besonders traurig aus.

Frau Thaler blickte mich ermutigend an und schob nach: »Versuchen Sie es.«

Ich riss meinen Blick von dem Marzipanschwein los und suchte mit den Augen das Weite. Sie wanderten von den gruselig schiefen Büchertürmen, die jederzeit zu kippen drohten, zu den hohen Fenstern, durch die der mittlerweile dämmernde Abendhimmel bescheiden schimmerte. Nach ein paar Minuten atmete ich tief durch und sagte dann: »Es ist mir verdammt unangenehm, dass ich vorhin einfach ausgesprochen habe, was mir durch den Kopf ging. Für einen Moment habe ich die Kontrolle verloren. Und jetzt schäme mich für meine kindischen Gedanken.« Mein Herz klopfte, und ich schluckte angestrengt.

Frau Thaler nickte interessiert. »Warum ist es Ihnen denn so unangenehm, mir mitzuteilen, was Sie in Ihrem Inneren bewegt? Ganz unabhängig davon, was es ist: Haben nicht jeder Gedanke, jedes Gefühl und jede Fantasie zunächst ihre volle Berechtigung?«, hakte sie ruhig nach.

Meine Synapsen quietschten und ächzten vor Anstrengung, während ich nicht zum ersten Mal versuchte, mich an diesen Gedanken zu gewöhnen. Ich hatte das Gefühl, dass mein Kopf gleich anfangen würde, laut zu knirschen, doch obwohl ich genau hinhörte, blieb es still. Ein paar Sekunden vergingen, und plötzlich blitzte aus den Tiefen meines Bewusstseins eine lange vergessene Erinnerung herauf. Nach kurzem Zögern entschloss ich mich, nach ihr zu greifen und mit ihr in die Welt meiner Kindheit hinabzutauchen.

Ich bin vielleicht sechs oder sieben Jahre alt, jedenfalls im Grundschulalter, und zeige meiner Mutter eine Zeichnung. Ich habe mitbekommen, dass die örtliche Bank einen Malwettbewerb veranstaltet und will teilnehmen. Der Gewinn ist ein großes neues Sparschwein, welches mir durchaus die Mühe wert erscheint. Thema ist irgendetwas mit Eichhörnchen. Ich male also mit großer Sorgfalt etwas Eichhörnchenähnliches und präsentiere das Werk anschließend stolz meiner Mutter. Doch ihr Blick ist angestrengt und genervt, die Stimmung aufgeladen. Sie wirft einen kurzen Blick auf meine Zeichnung, geht zur Bastelschublade auf der anderen Seite des Zimmers und zieht ein weißes Blatt Papier und Stifte daraus hervor. Sie setzt sich an den Küchentisch und beginnt zu zeichnen. Ihre Hände flitzen flink und graziös über das Papier, und nach ein paar Sekunden fügen sich die feinen Linien zu einem perfekten Rieseneichhörnchen zusammen, das fast die Hälfte des Bildes einnimmt. Darüber platziert sie eine riesige Sonne, deren Strahlen die Szenerie erhellen, und am rechten Rand zeichnet sie mit wenigen gezielten Strichen einen wunderbar grünen Baum mit Nüssen. Ich schlucke und schiele aus dem Augenwinkel auf mein eigenes Bild. Im Vergleich zu dem meiner Mutter wirkt es stümperhaft und wertlos. Meine Mutter legt die Stifte beiseite, steht auf und drückt mir ihr Bild in die Hand. »Damit hast du vielleicht eine Chance«, sagt sie und verlässt ohne ein weiteres Wort das Zimmer. An meine Reaktion erinnere ich mich nicht mehr, ich weiß nur noch, dass ich den Malwettbewerb mit ihrem Bild nicht gewann.

Ich brauchte kurz, um wieder im Hier und Jetzt anzukommen, fasste dann Mut und sagte: »Ich habe mich gerade an etwas erinnert, ich weiß allerdings nicht, ob es relevant ist …«

Frau Thaler erwiderte mit Nachdruck, dass sie alles, was mich beschäftigen würde, für durchaus relevant halte. Davon ermutigt, begann ich zu erzählen. Mit jedem Wort gewann die bisher nur in meinem Kopf existierende, verschwommene Erinnerung an Kontur. War ich zuvor noch dazu verführt gewesen, sie als unwichtig einzustufen und wieder zu vergessen, kam das durch das Aussprechen vor meiner Therapeutin jetzt nicht mehr infrage. Mit jedem Wort, dass seinen Weg mühsam aus meinem Gehirn über meine Lippen fand, wurde mir die Bedeutungsschwere der Erinnerung schmerzlich bewusst. Der Schmerz war vergleichbar mit tausend kleinen Nadelstichen, die meine Lungenflügel malträtierten. Ein Gefühl, das mir nicht unbekannt war. Nachdem ich geendet hatte, schluckte ich angestrengt und suchte den Blick von Frau Thaler. Ihre Augenbrauen waren ganz leicht angehoben, unruhig überschlug sie ihre Beine und seufzte vielsagend.

»Verdammte Scheiße!«, presste ich durch meine zusammengekniffenen Lippen hervor. »Wie fies ist das denn eigentlich?«

»Ja, das können Sie laut sagen«, warf Frau Thaler in wohltuend direkter, un-dumbledorischer Manier ein.

Fassungslos schüttelte ich den Kopf und wetterte: »Eine gute Freundin von mir ist selbst Mutter, und wenn ich mir vorstelle, sie würde so mit ihrer Tochter umgehen, da zerreißt es mir im wahrsten Sinne des Wortes das Herz.«

»Ja. Das, was Sie da erlebt haben oder besser gesagt erleben mussten, ist buchstäblich herzzerreißend«, bestätigte Frau Thaler meine Worte. »Wissen Sie, ich denke, es ist kein Zufall, dass Ihnen diese Erinnerung genau jetzt eingefallen ist. Ich könnte mir sogar vorstellen, dass es einen Zusammenhang zwischen Ihrer Reaktion vorhin und der Erinnerung von damals gibt«, fügte sie in einem etwas sanfteren Ton hinzu.

Ich nickte langsam und fixierte die Stelle, an der mein Rotz eine winzige Lache hinterlassen hatte. Sie war mittlerweile so gut wie verschwunden. Es fiel mir schwer, meine Gedanken in Worte zu fassen. Sobald ich mich in das kleine Mädchen von damals hineinfühlte, breitete sich auf Brusthöhe ein tiefer Schmerz aus, der mir fast den Atem nahm. Und ich spürte den Impuls, mich in Luft auflösen zu wollen, irgendwo drunterzukrabbeln, mich tot zu stellen.

»Ich glaube, vorhin habe ich das erste Mal seit sehr langer Zeit einfach geradeheraus gesagt, was ich denke. Und mich dann direkt dafür geschämt.«

»Wofür haben Sie sich denn geschämt?«, hakte Frau Thaler geduldig nach.

»Ich bin eine erwachsene Frau mit der Sehnsucht, von einer Fantasiefigur therapiert zu werden, ich meine … Geht's noch? Das ist doch peinlich«, murmelte ich, zunehmend von mir selbst genervt.

Frau Thaler schwieg einen Moment nachdenklich und fragte dann freundlich: »Wollen Sie denn wissen, was ich vorhin dachte, als Sie diesen Zauberer nannten?«

Wollte ich? Ich war mir nicht sicher. Die heutige Sitzung war bisher eine emotionale Achterbahnfahrt gewesen. Andererseits war ich schon auch neugierig. Was, wenn sie genau das Gleiche wie ich gedacht hatte … Würde ich das aushalten? Mein Kopf begann, wieder verdächtig zu rattern. Angespannt versuchte ich, Frau Thaler mit meinem Blick zu durchleuchten und ihre Gedanken zu erraten. Meine Therapeutin wiederum hielt meinem Blick geduldig und freundlich lächelnd stand.

»Okay«, flüsterte ich in ängstlicher Erwartung.

Frau Thaler nickte und begann mit den Worten: »Vorweg ist es mir wichtig, zu betonen, dass mich Ihre Aussage weder vorhin noch jetzt auch nur annähernd irritiert hat. Ganz im Gegenteil, Sie haben mich neugierig gemacht. Ich bin tatsächlich schwer motiviert, mir die Harry-Potter-Filme anzusehen, dieser Dumbledore scheint ein spannender Mann zu sein. Und ich war tatsächlich ein bisschen stolz auf Sie. Sie haben aus sich selbst heraus gesprochen, ungefiltert und roh. Sie haben für einen kurzen

Moment den Mut gehabt, sich mir zu zeigen. Sie haben die Kontrolle abgegeben und so den Raum für etwas Echtes geöffnet, das – wie komisch oder realitätsfern es auch scheinen mag – nun mal ein Teil von Ihnen ist und deshalb eine Daseinsberechtigung hat.«

Während Frau Thaler sprach, spürte ich, wie sich erst langsam meine Lippen öffneten und dann mein Kiefer nach unten klappte. Ich hatte mal irgendwo gelesen, dass die bei Überraschung hervorgerufene Entspannung des Kiefers dazu diente, möglichst unvoreingenommen auf Informationen zu reagieren und so das emotionsauslösende Ereignis besser analysieren zu können. Warum man dabei allerdings saudumm aussehen musste, wurde nicht erwähnt. Bei diesem Gedanken klappte ich meinen Mund wieder zu, richtete mich in meinem Sessel auf und versuchte, mich zu sammeln.

»Im Ernst?«, fragte ich nach wie vor etwas misstrauisch.

»Ja, ganz im Ernst. Ich hätte reichlich wenig davon, Ihnen etwas vorzumachen. Davon würde keine von uns beiden profitieren«, sagte Frau Thaler.

Und da war es wieder, dieses warme, fließende Gefühl, das ich am ehesten mit Geborgenheit in Verbindung brachte. Etwas in mir schien an seinen rechtmäßigen Platz zurückzukehren, mein Atem floss gleichmäßig vor sich hin, meine Lungenflügel arbeiten verlässlich.

»Ob meine Mutter mein Bild wohl aufgehoben hat?«, sagte ich gedankenverloren mehr zu mir selbst als zu Frau Thaler und ließ meinen Blick nachdenklich durch den Raum wandern. Mein Rotz war mittlerweile vollständig vom Klickparkett absorbiert worden, was mich daran erinnerte, dass ich mein durchweichtes Taschentuch immer noch fest mit meiner linken Hand umklammert hielt. Ich friemelte es umständlich in die viel zu kleine Hosentasche meiner Jeans und fragte mich nicht zum ersten Mal, warum die immer so verdammt eng geschnitten waren. Als ich es geschafft hatte, fiel mein Blick auf das noch unbenutzte Taschentuch in meinem Schoß. Ich nahm es, beugte mich vor und legte es auf den Glastisch zwischen mich und Frau Thaler. Wer würde es wohl als Nächstes brauchen?

WAS ZUGFAHREN MIT PSYCHOTHERAPIE ZU TUN HAT

Begeben wir uns kurz in das Jahr 1913 nach Wien. Sigmund Freud, der berühmt-berüchtigte Gründervater der Psychoanalyse, packt in seiner Wohnung voller Vorfreude seinen Koffer. In ein paar Tagen geht es in Begleitung seiner siebzehnjährigen Tochter Anna, der damals eine glänzende Karriere ebenfalls im Bereich der Psychoanalyse noch bevorstand, mit der Eisenbahn nach Triest. In der direkt an der Adria gelegenen, prachtvollen Stadt im Nordosten Italiens hatte Freud als junger Mann einige Zeit verbracht, um – ziemlich erfolglos – die Fortpflanzungspraxis der Aale zu erforschen. Doch jetzt, circa dreißig Jahre älter und mittlerweile ein anerkannter Arzt und Denker, zieht es Freud weniger wegen der Aale, sondern aufgrund der Schönheit und des Meeresklimas dorthin. Allerdings ist er seit Tagen unruhig und kann nicht schlafen: Er leidet an einer ausgeprägten Eisenbahnphobie, was nicht ganz einer gewissen Ironie entbehrt. Ein wunderbarer Beweis übrigens dafür, dass Menschen, die sich von Berufs wegen mit der Psyche beschäftigen, auch nur Menschen sind.

Doch zurück in das Wien des beginnenden zwanzigsten Jahrhunderts: Freud tritt also, trotz seiner Angst, tapfer die Reise an.

Er schien damals schon den richtigen Riecher zu haben, denn nur ein paar Jahre später sollte er die bis heute therapieschulenübergreifend praktizierte These aufstellen, dass gerade bei Phobien das Aufsuchen der angstauslösenden Situation unerlässlich für den Therapieerfolg sei: »Bei diesen letzteren hat man nur dann Erfolg, wenn man sie durch den Einfluß der Analyse bewegen kann, sich wieder wie Phobiker des ersten Grades zu benehmen, also auf die Straße zu gehen und während dieses Versuches mit der Angst zu kämpfen« (Freud, 1919, S. 191).

1913 bringt er jedoch zunächst die Eisenbahnmetapher zu Papier. Mit ihr lässt sich sehr gut beschreiben, was der Protagonistin aus der vorangegangenen Therapiestundenszene, nennen wir sie Mary, mithilfe ihrer Therapeutin mit Bravour gelungen ist, nämlich das freie Assoziieren.

Warum ist diese Technik so relevant für eine gelungene Psychotherapie? Dazu kommen wir gleich. Zunächst stell dir vor, du sitzt im Zug auf dem Weg zur Arbeit oder zu guten Freund:innen in die nächstgrößere Stadt und lässt den Blick über die sich draußen abzeichnende Landschaft schweifen. Diese zieht, je nach Geschwindigkeit des Zuges, entweder gut erkennbar oder eher in verschwommenen Aquarellfarben an dir vorbei. Die Landschaft wechselt von kleinen, verschlafenen Dörfern über endlos grüne Felder hin zu grauen Städten aus Beton. Obwohl du dich selbst physisch nicht bewegst, tanzt die Welt außerhalb des Zuges ohne Unterlass an dir vorbei. Ab und zu wird der Zug mitsamt dir als Passagier:in von einem Tunnel verschluckt. Die umliegende Landschaft wird für ein paar Sekunden auf ein undurchdringbares, tiefes Schwarz reduziert. Freud schien eine ähnliche Beobachtung zu machen und erkannte deren metaphorisches Potenzial für die therapeutische

Arbeit. Die »Eisenbahnmetapher« (Freud, 1913) war geboren, möglicherweise in einem Zugabteil irgendwo zwischen Wien und Triest.

Zu Beginn einer psychodynamischen Sitzung werden die Themen von der/dem behandelnden Psychotherapeutin/Psychotherapeuten selten vorgegeben. Dadurch soll dem/der Patient:in Raum gegeben werden, sich frei mitzuteilen – ohne dabei direkt zu Beginn der Stunde durch vorgegebene Fragen in eine bestimmte Richtung »gelenkt« zu werden. Startet man die Stunde nämlich mit einem »Wie war Ihre Woche?«, kann es sein, dass sich der/die Patient:in verpflichtet fühlt, über die Woche zu berichten, obwohl eigentlich ein anderes Thema auf der Seele brennt. Wenn der/die Psychotherapeut:in jedoch den Eindruck hat, dass die eigentliche Kernproblematik, der sogenannte Fokus, im Therapieprozess eher vermieden wird, ist ein Einlenken anhand gezielter Fragen durchaus angebracht. Der Fokus wird in der Regel zu Beginn einer Psychotherapie festgelegt.

Na ja, denkt ihr euch, man könnte doch erst ein wenig erzählen und dann auf das wichtige Thema zurückkommen.

Ja, einerseits stimmt das, allerdings ist es für manche Menschen einfacher, über, nennen wir es mal vorsichtig »Oberflächlichkeiten« zu berichten, als den Fokus auf quälende und anstrengende Thematiken zu lenken. Die sind nämlich oft einfach furchtbar unangenehm. Und eine Sitzung hat in der Regel eben nur fünfzig Minuten. Im schlechtesten Fall bleiben am Ende der knappen Stunde dann zwei unbefriedigte Parteien zurück, was für den Therapieprozess kontraproduktiv ist, wenn sich dieses Muster zu oft wiederholt.

Aber nun wieder zurück zum eisenbahnphobischen Freud. Er schreibt in seinem Aufsatz »Zur Einleitung der Behandlung« (1913) sinngemäß: Die am Fenster des Zuges sitzende Patientin beschreibt der mitreisenden Therapeutin, was es draußen in der vorbeiziehenden (Seelen-)Landschaft zu sehen gibt.

Gut fünfzig Jahre nach Freuds Reise nach Triest konkretisiert der amerikanische Psychoanalytiker Roy Schafer gegenüber seinen Patient:innen dann: »Ich erwarte von Ihnen, daß Sie jedes Mal, wenn Sie zu mir kommen, mit mir sprechen. Wenn Sie sprechen, werden Sie bemerken, daß Sie sich zurückhalten, bestimmte Dinge zu sagen. Sie tun dies, weil Sie es vermeiden wollen, trivial, unwichtig, verlegen, taktlos oder auf andere Weise zersetzend zu sein. Es ist für unsere Arbeit wichtig, daß Sie dies so wenig wie nur möglich tun. Ich bitte Sie mit Nachdruck darum, daß Sie mir von solchen Vorfällen der Auswahl oder der Auslassung erzählen, egal was auch immer der Inhalt gewesen sein mag.« (Schafer, 1976, S. 146 f., zitiert nach Mertens, 1990, S. 24)

Jetzt kann man sich die Frage stellen, warum es denn wichtig sein sollte, in einer Psychotherapie gerade über die Themen zu sprechen, die man intuitiv lieber meiden würde. Weil sich oft genau dort ein wichtiges Puzzleteil für die Leid erzeugende psychische Symptomatik versteckt hält. Im Alltag kann es Sinn machen, unangenehme Gedanken und Gefühle auszublenden und zu umschiffen, wenn man beispielsweise auf der Arbeit eine wichtige Präsentation halten muss. Da in Tränen auszubrechen oder vor Scham aus dem Zimmer zu rennen, würde selbst bei den feinfühligsten Vorgesetzten nicht ganz ohne Konsequenzen bleiben.

Doch auch in weniger brisanten Situationen tendieren wir dazu, alles Mögliche zu unternehmen, wenn sich ein unangenehmes Gefühl seinen Weg in unser Bewusstsein bahnt. Dann wird eben doch noch schnell das Bad geputzt, der Einkauf erledigt, wie besessen durch Instagram gescrollt, YouTube geöffnet oder Netflix nach einer neuen Serie durchforstet. Und das waren jetzt nur ein paar Beispiele, um unangenehme Gefühle zu vermeiden. Ebenso kann sorgenvolles Grübeln in Endlosschleife unbewusst auch dazu dienen, nicht fühlen zu müssen (Leichsenring & Salzer, 2014). Ab in den (denkenden) Kopf, raus aus dem (fühlenden) Herz. Oder schnell einen Streit mit dem/der Partner:in beginnen – eine weitere Möglichkeit, sich von unangenehmen inneren Bildern oder Gefühlsregungen »abzulenken«.

Wenn wir aber zu erfolgreich im Vermeiden werden, laufen wir Gefahr, den Signalcharakter der Gefühle zu übersehen und zunehmend blind durch den Eisenbahntunnel unseres Bewusstseins zu manövrieren. Nicht das Fühlen an sich löst psychisches Leid aus, sondern ein zu vehementes Nicht-Fühlen(-Können). Man kann sich das ein bisschen wie ein mit Eisenriemen umspanntes Holzfass mit fest versiegeltem Deckel vorstellen, welches sich langsam, aber stetig mit Wasser (= konflikthafte Gefühle, Gedanken, Erinnerungen ...) füllt. Es gibt zwar die Möglichkeit, Wasser hineinzulassen, der dafür genutzte Zugang wird aber, sobald das Wasser einmal drinnen ist, sofort wieder wie von Zauberhand versiegelt. Ein Entweichen ist nicht möglich, das Volumen steigt so lange an, bis das Fass randvoll ist und unter dem Druck zu bersten droht. Selbst das größte Fass ist früher oder später voll. Was dann? Dann greift die Psyche auf eine Art und Weise ein, die wir in der Regel nicht mehr lange ignorieren können: Symptome. Leidvolle, den Alltag einschränkende und uns in die Verzweiflung treibende Symptome.

Mary beispielsweise leidet wiederholt unter »wie aus dem Nichts kommenden«, panikartigen, sich auch körperlich ausdrückenden Gefühlszuständen. Zum Zeitpunkt der beschriebenen Sitzung hat sie schon eine Idee, dass der Druck, der damit einhergeht, für etwas steht, auf das sie noch nicht richtig zugreifen kann. Sie versteht, dass die Symptome nicht einfach nur so da sind. Das gibt ihr im Umkehrschluss etwas Kontrolle zurück. Sie erkennt, dass sie etwas dagegen tun kann, auch wenn sie noch nicht genau weiß, was es ist.

Dadurch, dass Mary bereits einige Zeit in Psychotherapie ist, gelingt es ihr, den Raum für eine Kindheitserinnerung zu öffnen, indem sie mittlerweile geübt frei assoziiert. Die augenscheinlich gute Beziehung zwischen ihr und Frau Thaler ermöglicht zudem, dass die beiden anschließend, metaphorisch gesprochen, mit dem Zug durch die bisher nur der Patientin vorbehaltenen Erinnerungen reisen. Frau Thaler wird dadurch Zeugin der berührenden und, wie sie selbst sagt, »herzzerreißenden« Szene zwischen Mutter und Tochter. Doch im Gegensatz zu damals ist Mary jetzt nicht mehr allein und auf sich gestellt. Davon ermutigt, gelingt es ihr, eine Verbindung zwischen den Schamgefühlen von damals und ihrer heftigen, intuitiv erst einmal nicht gleich nachvollziehbaren Reaktion im Hier und Jetzt herzustellen.

In der Regel reagieren wir im Hier und Jetzt emotional dann besonders heftig oder unverhältnismäßig, wenn die auslösende Situation an alte, noch unverarbeitete Erfahrungen – auch »Kernschmerz« genannt – rührt. Die lose in unserem Inneren umhertreibenden »alten« Gefühle heften sich dann für den Moment an die aktuelle Situation und finden so Gehör. Die in der Kindheitserinnerung noch sehr junge Mary schämte sich für ihre Zeichnung. Etwa so, wie sich die erwachsene Mary dann in der Sitzung für ihren in ihren Augen unangebrachten Dumbledore-Vergleich schämt. Das Schamerlebnis ihrer Kindheit war jedoch aufgrund der in dem Moment emotional abwesenden Mutter nicht besprechbar und somit für das kleine Mädchen nicht einzuordnen. Die Szene führte zu der Annahme, dass der Mutter Fragen wie »Was ist das, was ich da fühle?« oder »Wie kann ich damit umgehen?« nicht gestellt werden konnten. Deshalb war die Patientin in ihrer Gefühlsverarbeitung damals auf sich allein gestellt. Sie musste mit den unangenehmen Gefühlen irgendwie zurechtkommen, was gerade bei Kindern dazu führen kann, dass sie sich selbst für diese Gefühle verantwortlich machen.

Gefühle haben die Eigenschaft, immer stärker oder zumindest nicht weniger zu werden, wenn man sich ihnen, aus welchem Grund auch immer, nicht stellt oder stellen kann. Doch werden ihre Geschichten irgendwann an sicheren Orten erzählt, verlieren sie ihre Macht und werden Teil einer Erzählung des individuellen Gewordenseins, die Sinn und Hoffnung verspricht. Unvoreingenommen und frei über das zu berichten, was in einem vorgeht, kann wertvolle Einsichten liefern, was sich langfristig positiv auf innere Konflikte und so auch auf psychische Symptome auswirken kann.

Doch nicht nur im therapeutischen Raum ist es bereichernd, auf diese Art und Weise an Themen heranzugehen. Auch in alltäglichen Situationen und insbesondere in zwischenmenschlichen Beziehungen kann es Früchte tragen, den Raum für körperliche Empfindungen, Bilder und Gefühle zu öffnen, die man sonst eher für sich behalten oder als unwichtig abstempeln würde. Manchmal erklärt sich der Sinn von zunächst Unverständlichem, wenn man den Mut hat, sie erstens wahrzunehmen und zweitens in Worte zu fassen. Im Anschluss kann es dann gelingen, das Gesagte zu sortieren und herauszuarbeiten, was mehr Raum bekommen sollte oder einer Vertiefung bedarf.

Für Patient:innen ist es nachvollziehbarerweise zu Beginn einer Psychotherapie oft unangenehm, sich zu öffnen, ohne dass der/die Therapeut:in das Gleiche tut. Das unterscheidet Psychotherapien auch deutlich vom Café-Date mit Freund:innen, wo beide Seiten im Idealfall gleichermaßen zu Wort kommen. Dieses erst einmal unnatürliche Verhalten dient dazu, Patient:innen vor Grenzüberschreitungen zu bewahren, es hat also eine wichtige Schutzfunktion.

Die Alarmglocken sollten dann läuten, wenn der/die Psychotherapeut:in die Sitzungen nutzt, um ausführlich über das eigene Leben, oder schlimmer noch: die privaten Probleme, zu berichten. Das »Gebot der Abstinenz«, dem approbierte Psychotherapeut:innen unterliegen, hält diese dazu an, in den Sitzungen eine professionelle Distanz zu wahren. Und das völlig zu Recht, ist doch die Zeit, die den Patient:innen an Psychotherapie pro Woche zur Verfügung steht, begrenzt (um nur einen von vielen guten Gründen für das Abstinenzgebot zu nennen). Alles andere wäre ungefähr so, als ob ein Urologe seiner Patientin ausgiebig von seinen Blasenproblemen erzählen und sie im Anschluss unbehandelt und mit gleichbleibenden Schmerzen wieder zur Tür hinausschicken würde. Natürlich kann es ab und an sinnvoll sein, wenn sich Psychotherapeut:innen auch selbst ein Stück offenbaren, beispielsweise um die Beziehung zu stärken. Alles jedoch mit viel Feingefühl, in Maßen und nur dann, wenn der/die Patient:in davon profitiert.

#OHNEFACHGEDÖNS: FREIES ASSOZIIEREN

Freies Assoziieren bildet als Basis psychodynamischen Arbeitens eine wichtige Zugangsmöglichkeit zum Unbewussten des Patienten / der Patientin. Um Symptome erfolgreich zu lindern, muss man das Bewusstsein nach und nach um wichtige, zuvor unbewusste Wünsche, Motive und Ähnliches erweitern. Einmal bewusst gemacht, eröffnen sich ganz neue und vor allem spezifische Lösungswege, um erlebtes Leid zu lindern. Denn »in der Tat hat alles, was wir nicht bewusst über uns wissen, die Macht, unser Leben zu kontrollieren und zu bestimmen, genau wie die Brandungsrückströme unter der Meeresoberfläche ungeahnte Kräfte darstellen« (Atlas, 2023, S. 90).

#reflexionfürdich:

Dem Unbewussten auf der Spur

Die folgende Übung soll dir eine Idee geben, was für ein Potenzial in der altbewährten Methode des freien Assoziierens schlummert. Sie kann dich darin unterstützen, dich selbst ernst zu nehmen. Und egal, wie trivial, irrelevant, unwichtig oder banal deine Gedanken oder körperlichen Reaktionen dir vorkommen – vielleicht wollen sie dir etwas sagen. Wenn du Lust hast, darfst du dich jetzt für ein paar Minuten auf angeleitete Spurensuche begeben.

Suche dir einen ruhigen Ort, an dem du für einige Zeit ungestört sein kannst. Halte ein Notizbuch und einen Stift bereit. Du darfst liegen, sitzen oder stehen, am besten jedoch suchst du dir eine Position, in der dein Geist ruhig und gleichzeitig wach sein kann. Schläfst du ein, sobald du in der Horizontalen bist, empfiehlt sich ein aufrechter Sitz. Hast du Schmerzen im Sitzen, darfst du auch stehen. Schau, was dir guttut. Bring dich also in die von dir präferierte Position und versuche, dich an eine Situation zu erinnern, in der du deiner Meinung nach besonders starke Gefühle empfunden hast. Eine Situation, in der du zum Beispiel vor Wut geschrien, vor Trauer geschluchzt oder vor Freude nur so gejauchzt hast.

Falls dir gerade nichts einfällt, hier ein paar Denkanstöße: Vielleicht regen dich bei deinem/deiner Partner:in bestimmte Dinge ganz besonders auf? Vielleicht reagierst du allergisch darauf, wenn Freund:innen zu spät zu Verabredungen kommen? Oder du weinst bei bestimmten Filmszenen so verlässlich, wie die Erde die Sonne umrundet?
Wenn dir eine Situation einfällt: *Let's go!* Wenn du dich jetzt auf die Schnelle für keine entscheiden kannst, macht das nichts. Die Übung kann so oder so spannend für dich sein, und vielleicht erinnerst du dich an sie, wenn du das nächste Mal in einer emotional herausfordernden Situation bist.
Du erinnerst dich an eine Begebenheit, die mit starken Emotionen verbunden war? Dann geht's jetzt los mit der Übung.

Stell Dir vor, du bist Privatdetektiv:in, und gerade ist ein neuer Auftrag deiner Psyche hereingekommen. Du sollst herausfinden, warum du in der Situation so auffällig heftig reagiert hast. Hauptverdächtiger ist das Unbewusste. Um den Fall zu lösen, brauchst du nicht viel, du benötigst vor allem Zeit und die Fähigkeit, alle möglichen Spuren in Betracht zu ziehen.
Spuren, die das Unbewusste hinterlässt, können Bilder, Fantasien, körperliche Empfindungen oder aber alles sein, was dir vor deinem inneren Auge präsentiert wird. Du bist neugierig und weißt, dass gute Detektiv:innen möglichst objektiv sein sollten. Du achtest daher auch besonders auf Inhalte, die zunächst un-

wichtig erscheinen, schnell wieder verschwinden oder irritieren. Du sammelst weiter. Was auch immer in deinem Inneren auftaucht, hat das Recht, berücksichtigt zu werden. Es gibt keine unwichtigen Details, nur übersehene Hinweise, die dir helfen könnten, ein tieferes Verständnis deiner Reaktion zu entwickeln. Nimm noch ein paar Minuten alles genau unter die Lupe, was in dir auftaucht, und kehre dann in deinem Tempo ins Hier und Jetzt zurück.

Es geht nicht darum, den Fall jetzt sofort zu lösen. Deine Psyche ist eine leidensfähige und sehr ausdauernde Auftraggeberin, und als gute:r Detektiv:in weißt du: Die Spurensuche kann sich Monate bis Jahre hinziehen, bis du den Schlüssel für das Erkenntnis versprechende Schloss findest. Doch vielleicht ist es die einzige Möglichkeit, um langfristig dahinterzukommen, warum deine Psyche so heftige Gefühle produziert.
Mary, der Protagonistin aus unserem Beispiel, gelang es, die nur für eine Millisekunde aufblitzende Erinnerung ernst zu nehmen. Sie hatte außerdem genug Übung, Mut und Vertrauen, sich Frau Thaler mitzuteilen. Dadurch kam die lange unverarbeitete Scham aus den Tiefen des Unbewussten an die Oberfläche, und die Psyche konnte sich für den Moment zurücklehnen: Eine spürbare Erleichterung trat ein.

LITERATUR

Atlas, G. (2023). *Emotionales Erbe: Eine Therapeutin, ihre Fälle und die Überwindung familiärer Traumata.* DuMont Buchverlag.

Fenichel, O. (1997). *Psychoanalytische Neurosenlehre. Band I. Bibliothek der Psychoanalyse.* Psychosozial-Verlag.

Freud, S. (1913). »Zur Einleitung der Behandlung«. In *Gesammelte Werke: Chronologisch geordnet (Bd. 8, 1909–1913).* S. Fischer Verlag, S. 453–478.

Freud, S. (1919). »Wege der psychoanalytischen Therapie«. In *Gesammelte Werke: Chronologisch geordnet (Bd. 12, 1917–1920).* S. Fischer Verlag, S. 181–194.

Leichsenring, F., & Salzer, S. (2014). *Generalisierte Angststörung: Psychodynamische Therapie.* Hogrefe Verlag.

Mertens, W. (1990). *Einführung in die psychoanalytische Therapie/1.* Kohlhammer Verlag.

EINSAMKEIT

> »The longing for interpersonal intimacy stays with every human being from infancy throughout life; and there is no human being who is not threatened by its loss.«
>
> *(Fromm-Reichmann, 1959, S. 309)*

»Ich fühle mich so erschöpft, ich bin kaum die paar Treppenstufen zu Ihrer Praxis hochgekommen«, beschwerte Tom sich lustlos, während er sich auf den grauen Sechzigerjahresessel plumpsen ließ. Er war Mitte dreißig und hatte kurz geschorenes blondes Haar. Er war recht schmal gebaut, und sein Gesicht zierten unzählige Sommersprossen, was ihn insgesamt jünger aussehen ließ, als er tatsächlich war. Er konnte auch als jemand Anfang zwanzig durchgehen.

Sobald Tom durch die Tür des Behandlungszimmers getreten war, hatte sich im Raum eine fühlbare Trägheit ausgebreitet, die für Herrn Beck kaum zu ertragen war. Selbst die kleinen Fliegen, die in der Erde der Zimmerpalme Zuflucht gefunden hatten, schienen langsamer als sonst durch den Raum zu gleiten. Herrn Becks Glieder schienen schlagartig bleiern und die Gedanken zähflüssig.

Tom lag mehr, als dass er saß, und hatte sichtlich Schwierigkeiten, die Augen offen zu halten. Trotzdem spürte er den Blick von Herrn Beck auf sich. Sein Psychotherapeut, zu dem er seit ein paar Monaten einmal pro Woche ging, war ein groß gewachsener Mann, dem man seinen sozialen Status ansah. In den Sitzungen trug er in der Regel klassische Tweedsakkos in gedeckten Farben, schlichte dunkle Hosen aus feinen Stoffen und gut gearbeitete Lederschuhe. Sein Gesicht glich einer dieser Büsten, die im alten Rom von wohlhabenden Dichtern und Denkern angefertigt worden waren. Er hatte den gleichen ernsthaften Gesichtsausdruck, lockiges, bereits ergrautes Haar und auf seiner Stirn zeichneten sich zwischen seinen Augenbrauen die ersten Falten ab. Tom fand, die Falten wurden umso tiefer, je konzentrierter Herr Beck bei der Sache war. Zudem trug Herr Beck eine runde Brille mit einem feinen braunen Hornrahmen. Manchmal wirkten seine Augen dadurch größer, als sie eigentlich waren, was ihm einen fast schon hellseherischen Touch verlieh und auf den ersten Blick einschüchternd wirken konnte. Wenn er dann allerdings lächelte, was oft vorkam, brach das statuenhafte Gesicht in tausende kleine Lachfältchen auf und eine herzliche Wärme breitete sich im Raum aus, die Geborgenheit und Halt versprach.

In seiner ersten Stunde war Tom von Herrn Becks Erscheinungsbild ziemlich eingeschüchtert gewesen. Das hatte sich dann allerdings zügig gelegt, da er erkannte, dass sich hinter dem eindrucksvoll bürgerlich-akademischen Auftreten ein Mensch verbarg, der wirklich daran interessiert war, ihm zu helfen.

Herr Beck gab Tom ein paar Minuten, um richtig anzukommen, und bestätigte dann dessen ersten Satz der heutigen Sitzung. »Ja, Sie wirken wirklich sehr erschöpft, Herr Fischer.«

Tom nickte, und Herr Beck fügte vorsichtig hinzu: »Ist denn etwas Außergewöhnliches vorgefallen?«

Tom schien noch ein Stück tiefer in seinem Sessel zu versinken und blickte ihn mit ausdrucksloser Miene an. Herr Beck registrierte die dunklen Schatten, die seine Augen umgaben, und die normalerweise rosa schimmernden Wangen waren heute wachsweiß.

»Nee, das war einfach plötzlich so. Eigentlich ist alles super, aber dann, zack, hat mich die Müdigkeit wieder voll in der Mangel. Das macht mich mürbe. So schlapp und müde die ganze Zeit, das ist doch kein Zustand«, antwortete er mit belegter Stimme.

»Ja, das hört sich wirklich furchtbar unangenehm und anstrengend an.« Herr Beck ließ diesen Satz einige Zeit schweigend auf Tom wirken und fügte dann nachdenklich hinzu: »Und bei Ihnen kommt erschwerend hinzu, dass Sie keine Idee haben, woher die Erschöpfung kommen könnte, verstehe ich Sie da richtig?«

Tom presste resigniert die Lippen zusammen und nickte stumm. Von ihm ging eine deutlich spürbare Ohnmacht aus, die drohte, sie beide zu erdrücken. Dabei fiel Herrn Beck auf, dass er sich seit Beginn der Sitzung zunehmend lahm im Hirn fühlte. Allerdings gesellte sich noch ein weiteres Gefühl dazu, das er im Moment noch nicht eindeutig zuordnen konnte. Eine dunkle Welle an tiefer Trauer schwappte in seinem Inneren hin und her. So stark, dass er beinahe selbst ins Wanken geriet und intuitiv an seiner Armlehne nach Halt suchte.

Er ließ den bisherigen Tag vor seinem inneren Auge vorbeiziehen und stellte fest, dass er keinen Grund hatte, traurig zu sein. Er war heute Morgen Joggen gewesen, hatte anschließend in Ruhe mit seiner Frau gefrühstückt und war zudem erst letzte Woche aus einem zweiwöchigen Urlaub an der Algarve zurückgekommen. Allein der Gedanke an die sonnige Küste Portugals erfüllte ihn mit tiefer Zufriedenheit. Aber auch sonst gab es in seinem Leben aktuell nichts besonders Trauriges. Möglicherweise also, dachte er stumm, spürte er etwas, auf das Tom gerade noch keinen Zugriff zu haben schien.

Toms Erschöpfung jedenfalls hatte es sich mittlerweile auch in ihm ausgiebig gemütlich gemacht. Er unterdrückte ein tiefes Gähnen auf halber Strecke zwischen Gaumen und Mundöffnung und wartete, bis sich seine durch die Anstrengung des Zurückhaltens bebenden Nasenflügel wieder beruhigten. Sobald er erneut dazu in der Lage war, zu sprechen, richtete er das Wort an Tom.

»Ich frage mich gerade, ob Sie nicht doch etwas übersehen haben. Vielleicht nehmen wir uns die Zeit und schauen noch einmal genauer hin, wo Ihre Erschöpfung herkommen könnte?«

Tom verschränkte die Arme, überschlug seine schlaksigen Beine und nuschelte schwer verständlich: »Von mir aus. Ich will einfach, dass es weggeht.«

Herr Beck bemerkte die zwar nicht Nein-Schreiende, zumindest aber ambivalente Körperhaltung seines Patienten und ruderte zurück. »Wir müssen nichts tun, was Ihnen nicht recht ist.«

Sobald er die Worte ausgesprochen hatte, schien sich Tom wieder zu entspannen. Er löste seine Arme und legte seine Hände flach auf den nussfarbenen Armlehnen des Sessels ab. Es kehrte ein wenig Farbe in sein Gesicht zurück, als er deutlich selbstbestimmter als zuvor sagte: »Doch, ich möchte ja auch herausfinden, was los ist.«

»Dann schlage ich vor, Sie erzählen einfach mal drauflos, und wir schauen, ob uns beiden etwas auffällt«, erwiderte Herr Beck in wohlwollend-ermutigendem Ton.

Tom holte tief Luft und begann mithilfe seiner beiden Hände aufzuzählen. »Also, ich habe jeden Morgen meine Hantelübungen gemacht und bin nach dem Frühstück mit der Tram in die

Arbeit gefahren. Da war alles wie immer, nichts besonders gut, aber auch nichts besonders schlecht. Kochen hat die Woche auch echt mal ganz gut geklappt, ich habe sogar ein neues Rezept ausprobiert, Zucchinirisotto, kennen Sie das?«

Obwohl es Herr Beck nicht entgangen war, dass Tom sich wie so oft bei der Ursachensuche vor allem auf Äußerliches bezog und zwischenmenschliche Begegnungen oder Gefühlsregungen außen vor ließ, nickte er anerkennend, und Tom fuhr bestärkt fort.

»Na ja, und nach der Arbeit bin ich nach Hause, habe gegessen, mir eine Serie reingezogen und bin dann ins Bett. Wenn man nach 18 Uhr heimkommt, ist ja nicht mehr wirklich viel Zeit für irgendwas anderes«, sagte er und schob schulterzuckend hinterher: »Also eigentlich alles so wie immer.«

Das bisschen Farbe, das zuvor in Toms Gesicht zurückgekehrt war, verschwand wieder. Er fuhr sich mit der rechten Hand über seinen kahlgeschorenen Kopf und fügte zögerlich hinzu: »Wissen Sie, manchmal komme ich mir vor wie ein alter Sack, der sein Leben schon hinter sich hat. Für mich sollte das nicht so laufen …«

Herr Beck spürte, wie sich die bereits zu Beginn der Sitzung wahrgenommene Trägheit nun in eine intensive Schwere verwandelte, die sich im ganzen Raum ausbreitete. Sie waberte drohend über ihren Köpfen, jederzeit bereit, sich fallen zu lassen, um sie beide unter ihrem Gewicht zu begraben. Er nahm sich vor, in einem passenden Moment näher darauf einzugehen. Gerade schien ihm jedoch folgende Frage wichtiger: »Was genau sollte für Sie nicht so laufen?«

Tom runzelte die Stirn und fixierte Herrn Beck mit zusammengekniffenen Augen, während er Anlauf für seine Antwort nahm. »Ich musste gerade an meinen Vater denken. Nachdem meine Mutter verstorben war, saß er abends immer allein am Küchentisch und hat sich irgendein Fast Food reingefahren.«

Tom hielt inne, und es schien, als hätte ihn nun auch der letzte Funken Kraft verlassen. Er brauchte ein paar Sekunden, bevor er kaum hörbar hinzufügte: »Er wirkte so unendlich traurig.« Noch während er die Worte aussprach, beugte er sich vor, stützte die Ellbogen auf seine Oberschenkel und vergrub sein Gesicht in seinen großen, feingliedrigen Händen.

Herr Beck rief sich Toms Biografie ins Gedächtnis. Seine Mutter war an den Folgen eines bösartigen Gehirntumors verstorben, als er sechs Jahre alt war. Daraufhin wuchs er allein mit seinem Vater in einer von Tom als trostlos beschriebenen Kleinstadt auf. Geschwister hatte er keine, die Großeltern wohnten nicht in der Nähe. Er und sein Vater waren also komplett auf sich allein gestellt. Sein Vater lebte zwar noch, doch die beiden hatten heute kaum Kontakt. Dieser beschränkte sich auf ein paar, meistens zweckgebundene Telefonate. Sie sahen sich ein- bis zweimal pro Jahr und dann auch nur für ein paar Stunden. Meistens dann, wenn Tom das Grab seiner Mutter besuchte. Sein Vater bot ihm jedes Mal höflich an, dass er doch auch bei ihm übernachten könne, aber für Tom kam das nicht infrage. Er hatte nicht ohne Grund seinen jetzigen Wohnort Hunderte Kilometer von seinem Heimatort, wo sein Vater noch immer wohnte, gewählt. Er hatte erzählt, dass er die »Stimmung« nicht ertrug, die ihn erfasste, sobald er länger als ein paar Stunden bei seinem Vater zuhause war. Mit diesen Informationen im Hinterkopf, hakte Herr Beck vorsichtig nach: »Was passiert denn jetzt gerade?«

Tom hob den Kopf und rieb sich die Augen. Er fuhr sich mit dem Ärmel seines aus grober Wolle gestrickten bordeauxroten Pullovers über die Augen.

»Ich kann es mir nicht erklären, aber mich macht das völlig fertig. Hätte ich mehr für ihn da sein müssen?«, sagte er mitgenommen.

Herr Beck ließ das von Tom zwischen sie geworfene große Fragezeichen für einen Moment im Raum stehen und merkte dann sanft, aber bestimmt an: »Sie waren damals noch ein Kind, oder nicht?«

Tom seufzte und nickte so langsam, als würde ihn diese Bewegung unendlich viel Kraft kosten. Er stützte seinen rechten Ellbogen auf die Armlehne des Sessels und rieb sich mit der Hand erneut die Augen.

»Meinen Sie, es ist die Aufgabe eines Grundschulkindes, für seinen Vater zu sorgen?«, unterstrich Herr Beck seine vorherige Aussage erneut.

»Ja ... also, nein«, murmelte Tom und offenbarte in leicht trotzigem Ton: »Ich will jedenfalls nicht so enden wie er.«

»Wie denn genau enden?«, fragte Herr Beck nach, da er nun eine Vermutung hatte, wo die Trauer im Raum herrührte.

Tom senkte seinen Blick. »So verdammt einsam«, sagte er mit gequälter Stimme.

Tom tat sich tatsächlich schwer mit sozialen Kontakten, ein Problem, das Herr Beck in seiner Laufbahn bereits öfter bei seinen männlich sozialisierten Patienten beobachtet hatte. Diese verbrachten zwar durchaus Zeit mit anderen Menschen, tauschten sich aber äußerst selten über emotional tiefergehende Themen aus. Insbesondere mit Menschen ihres Geschlechts kamen sie vor allem zusammen, um Fußball zu schauen, Sport zu treiben oder Karrieretipps auszutauschen. Sich zu treffen, um ausgiebig über sich selbst und die eigene Gefühlswelt zu sprechen, sich gegenseitig zu trösten oder einfach nur im Arm zu halten, das kam so gut wie nie vor. Und wenn es doch einmal passierte, war das eher die Ausnahme als die Regel. Er konnte diesen Eindruck aus eigener Erfahrung bestätigen, hatte er sich doch bis zu seiner Selbsterfahrung im Rahmen seiner langjährigen Ausbildung zum psychodynamischen Psychotherapeuten auch nie eingehender mit anderen Männern ausgetauscht.

Er selbst, mittlerweile Mitte sechzig, gehörte noch der Generation an, in der die Erziehung von Kindern maßgeblich durch die »Schwarze Pädagogik« geprägt war. Das mittlerweile höchst umstrittene Buch *Die Mutter und ihr erstes Kind* der Ärztin Johanna Haarer wurde während des nationalsozialistischen Regimes und auch in den Jahrzehnten danach in fast jedem deutschen Haushalt gelesen. Kinder waren demnach kleine »Tyrannen«, denen man mit Kälte und Härte begegnen sollte und die man bloß nicht verhätscheln durfte. Allein bei dem Gedanken stellte es ihm die Nackenhaare auf, kam doch, wie er wusste, die Bindungsforschung mittlerweile zu sehr anderen Ergebnissen. Hinzu kam ein stark patriarchal geprägtes Männerbild. Ein »echter Mann« hatte rational und sachlich zu sein, Gefühle waren ein Zeichen für Schwäche und etwas für »Weiber«.

Herr Beck schüttelte nachdenklich den Kopf. Er selbst hatte weiß Gott wie hart daran arbeiten müssen, diese alten Muster aufzubrechen. Und um ehrlich zu sein, tat er sich auch heute noch schwer damit. Wenn er nicht aufpasste, war es doch wieder seine Frau, die dafür sorgte, dass er emotional nicht unter die Räder kam. Er hatte gehofft, dass die nachfolgenden Generationen schon weiter seien würden als die seine.

Dieser Gedanke beförderte ihn schlagartig wieder zurück in die gegenwärtige Situation und zu Tom, der mittlerweile ziemlich verloren in seinem Sessel kauerte und geradewegs an ihm vorbei ins Nichts starrte. Sein Kopf hing schlaff nach unten, sein

Kinn kratzte beinahe an seinem Brustkorb und die schmalen Schultern hingen so weit nach vorne, als würden sie versuchen, sich gegenseitig Trost zu spenden.

Herr Beck inspizierte den Teppich, den er sich von seinem ersten Gehalt als approbierter Psychotherapeut gegönnt hatte. Dessen Stoffgrenzen zogen einen großen Kreis um die zwei sich gegenüberstehenden Sessel. Herr Beck nannte den Teppich auch gerne seine »Arbeitsinsel«. Er half ihm dabei, nach jeder Sitzung einen großen Schritt aus allem, was sich gerade zwischen ihm und seinem Gegenüber abgespielt hatte, heraus zu machen. So konnte er dem Menschen, der danach zu ihm in Behandlung kam, freier oder zumindest mit etwas frischerem Geist begegnen.

Er warf einen Blick auf die kleine viereckige Uhr, die links hinter Tom in dem wohlsortierten Bücherregal stand – noch zwanzig Minuten. Dann würde er Tom zur Tür begleiten und seine »Arbeitsinsel« kurz verlassen, um sich auf den nächsten Termin einzustellen. Wer kam eigentlich heute im Anschluss? Er ließ seinen Blick weiter durch das Zimmer wandern. Mittlerweile schien die Nachmittagssonne durch das Fenster und warf ihre warmen, hellen Strahlen auf die grünblättrige Palme im Eck. Sie steckte in einem großen, unglasierten Topf aus Terrakotta, den Herr Beck vor einigen Jahren aus einem Italienurlaub mitgebracht hatte. Durch die Sonnenstrahlen wurden auch die mit bloßem Auge oft nicht erkennbaren Staubpartikel sichtbar, die durch den Raum flirrten. Herr Beck folgte aufmerksam ihrem langsamen und beruhigenden Tanz, bis sein Blick erneut an Tom hängen blieb. Erschrocken stellte er fest, dass er ein weiteres Mal abgeschweift war.

Tom saß unverändert da und starrte jetzt zwischen seine Beine auf den Boden. Bevor Herr Beck wieder Gefahr lief, sich in dem faszinierenden Spiel der flirrenden Staubflusen zu verlieren, fragte er Tom rasch: »Was beschäftigt Sie gerade?«

Tom reagierte nicht sofort, und Herr Beck wiederholte seine Frage, was dazu führte, dass dieser sehr langsam den Kopf hob und ihn aus unendlich groß wirkenden tiefbraunen Augen ansah.

Die Trauer, die ihn aus Toms Blick stumm anschrie, traf Herrn Beck mitten ins Herz. Er sah sich der Hülle eines erwachsenen Mannes gegenüber, der ihn mit den Augen eines hilflosen, auf sich allein gestellten Jungen ansah. Ihn erfasste ein tiefes Mitgefühl, das ihn zu Tränen rührte. Ihm fiel es wie Schuppen von den Augen.

Im entscheidenden Moment, in dem Tom das erste Mal seit Therapiebeginn den Mut aufgebracht hatte, seine Einsamkeit in Worte zu fassen, hatte er als greifbares Gegenüber versagt. Er war fast im gleichen Moment gedanklich abgeschweift und hatte sich in seiner eigenen Biografie verloren.

»Das ist doch völlig uninteressant, was ich hier von mir gebe, Gefühlsduselei bringt keinem was«, raunte Tom tonlos und wich Herrn Becks Blick aus. Er schien unangenehm berührt und drehte den Kopf zur Seite.

»Wie kommen Sie auf die Idee, dass Ihre Gefühle uninteressant sein könnten?«, erkundigte sich Herr Beck vorsichtig.

Tom schien einen Moment unschlüssig zu sein, was er antworten wollte, nuschelte dann ein »Ist nicht wichtig« und vermied weiterhin den Blickkontakt.

Herr Beck spürte, wie Tom ihm die Tür zu seiner Verletzlichkeit, die er gerade erst einen Spalt geöffnet hatte, schwungvoll wieder vor der Nase zuschlug und allein dahinter zurückblieb. Er sah jetzt den einsamen kleinen Jungen in Tom sehr deutlich, und es berührte ihn. Die Verbindung zwischen ihnen beiden schien abgebrochen. Herr Beck wusste, dass er für diese Entwicklung mitverantwortlich war. Er ahnte, dass sich Tom jetzt nicht »nur« einsam fühlte, sondern – noch schlimmer – auch alleingelassen mit seiner Einsamkeit.

Bei einem Filmabend mit seinen Enkelkindern, der sechsjährigen Maja und dem achtjährigen Leo, hatte Herr Beck erst letztens dank eines kleinen blauen Zeichentrickmonsters eine sehr passende Wortneuschöpfung gelernt: *alleinsam*. Wie gut beschrieb dieses Wort doch jene Kombination aus Einsamkeit und Alleinsein, die Menschen in die Verzweiflung stürzen konnte. Mit vollem Herzen schickte er einen kleinen Dank an das Universum, dass er durch Maja und Leo so viel dazulernen konnte. Dann wandte er sich an Tom.

»Herr Fischer, ich möchte mich bei Ihnen entschuldigen. Ich glaube, ich bin Ihnen gerade nicht gerecht geworden.«

»Äh, was ...?«, fragte Tom und schaute ihm jetzt direkt in die Augen. Er hatte seine Augenbrauen ungläubig hochgezogen, so als könnte er nicht ganz einordnen, was er gerade gehört hatte. Dennoch gewann er kaum merklich an Statur, richtete sich auf und straffte ein wenig den Oberkörper.

Herr Beck wiederholte mit warmer Stimme: »Ich muss mich bei Ihnen entschuldigen.« Jetzt hatte er die volle Aufmerksamkeit von Tom und fuhr fort: »Sie haben mir Ihr Vertrauen geschenkt und angesprochen, dass Sie die Sorge haben, so einsam zu enden wie Ihr Vater. Nach dem Tod Ihrer Mutter waren Sie umso mehr auf die emotionale Versorgung durch Ihren Vater angewiesen. So wie Sie ihn und Ihre Beziehung zu ihm bisher jedoch geschildert haben, war er vielleicht nicht dazu in der Lage, ausreichend gut für Sie da zu sein, ist das möglich?« Er hielt kurz inne, um Tom Zeit zu geben, das eben Gesagte zu verarbeiten. Dieser lauschte sichtbar konzentriert in sich hinein, und

Herr Beck hätte es nicht gewundert, wäre plötzlich Rauch aus seinen Ohren geschossen. Er verstand die konzentrierte Stille als Aufforderung, fortzufahren, und ergänzte: »Und obwohl ich um all diese Dinge weiß, habe ich es gerade nicht geschafft, bei Ihnen zu bleiben. Natürlich bin ich nicht Ihr Vater, trotzdem war ich für einen zu langen Moment gedanklich mit mir selbst beschäftigt und dadurch blind für das Wesentliche.«

»Und was ist das Wesentliche?«, hakte Tom nun deutlich involvierter nach. Auch war etwas Farbe in sein Gesicht zurückgekehrt.

»Sie haben über Ihre Einsamkeit gesprochen, und ich habe die Chance verpasst, Sie damit nicht alleinzulassen. Ich habe furchtbar gut Ihren bis heute abwesenden Vater imitiert«, erklärte Herr Beck.

Tom hatte sich mittlerweile komplett aufgerichtet und saß das erste Mal seit Beginn der Sitzung gerade auf seinem Sessel, seine Hände lagen lose aufeinander in seinem Schoß. Er wirkte jetzt wacher, und in seinen Augen schimmerte ein glitzernder Funken, der seiner bisher von Müdigkeit geprägten Mimik Lebendigkeit verlieh. Herr Beck bemerkte außerdem, wie die vorher deutlich spürbare Welle an Trauer in seinem eigenen Inneren langsam erträglicher wurde. Tom schien sichtlich bewegt, was er allerdings schnell überspielte, indem er mit einem Hauch Schelm in der Stimme sagte: »Ist das jetzt einer dieser Augenblicke, in dem andere Patient:innen von Ihnen normalerweise anfangen zu weinen?«

Herr Beck war erleichtert, Tom war wieder deutlich spürbar. Er unterdrückte ein Schmunzeln und gab zurück: »Was ist das denn gerade für ein Augenblick?«

Tom holte tief Luft und biss sich nachdenklich auf die Lippen. »Ich weiß es nicht genau, aber irgendwas ist gerade passiert … Als hätte sich innerlich was gelöst, was mich vorher gelähmt hat, ergibt das Sinn?«

Herr Beck bemerkte, wie sich an Toms unteren Augenrändern ein wenig Tränenflüssigkeit anstaute. Tom selbst schien es nicht wahrzunehmen.

»Ich weiß nicht, ob sich mein Vater je bei mir für irgendetwas entschuldigt hat«, ergänzte er mit leiser, hintergründig schambesetzter Stimme.

Als Tom geendet hatte, registrierte Herr Beck eine wohlige Wärme, die sich behutsam im Raum ausbreitete und ihn und Tom sanft in ihre Arme nahm. Es war einer dieser ganz besonders kostbaren Momente echter Begegnung, die die Herzen zum Vibrieren brachten und das Potenzial hatten, Dinge zu verändern. Jedes weitere Wort barg jetzt die Gefahr, zu stören und dadurch das in Echtzeit heilende Band zu unterbrechen. Worte konnten schützen, Worte konnten allerdings auch verfälschen und vom Eigentlichen ablenken. Und Herr Beck war sich sicher, dass dieser Moment schützenswert war. Das Band, das zuvor zwischen ihnen abgeschnitten worden war, war gerade dabei, wieder zusammenzuwachsen.

Tom hatte sich mittlerweile ganz aufgerichtet und fokussierte einen unbestimmten Punkt im Raum, wirkte dabei aber nicht länger leblos und erschlafft wie zuvor, sondern präsent im Hier und Jetzt.

Er nahm jetzt spürbar Raum ein und wirkte selbstbewusster. »Ich werde nicht heulen, falls Sie das jetzt von mir erwarten«, katapultierte er Herrn Beck aus seinen Beobachtungen und grinste ihn an.

Herr Beck nickte verständnisvoll, während sich rund um seine Augen erste Lachfältchen ankündigten, die langsam, aber sicher in ein herzliches und offenes Lächeln übergingen.

Sie saßen sich einige Momente schweigend gegenüber und genossen die gelöste Atmosphäre, die jetzt den Raum erfüllte. Der Zeiger der viereckigen Uhr hinter Tom zeigte auf Viertel vor vier. Es blieben ihnen also noch fünf wertvolle Minuten, die Herr Beck nutzen wollte, um Tom noch etwas für die nächste Woche mitzugeben.

»Bevor wir uns für heute verabschieden, möchte ich Ihnen gerne noch etwas mitteilen, Herr Fischer …«, sagte Herr Beck und fügte behutsam hinzu, »… falls Sie nichts Dringliches mehr auf dem Herzen haben.«

Tom nickte zustimmend, während er beschwingt anmerkte: »Also ich habe nichts mehr für heute, ich fühle mich ziemlich gut.«

»Gut. Als Sie vorhin zur Tür hereinkamen, war es mir, als würden Sie eine schwere Last tragen, die drohte, Sie mit ihrem Gewicht zu ersticken. Obwohl ich nicht der Leidtragende war, spürte ich die Schwere ganz deutlich und überlegte, was es wohl damit auf sich haben könnte.« Tom hörte gespannt zu und Herr Beck fuhr fort. »Gemeinsam sind wir auf die Suche gegangen, woher die Erschöpfung kommen könnte, und Sie haben mir von Ihrer Woche erzählt. Dabei ist mir aufgefallen, dass Sie vor allem äußere Charakteristika wie Ihren Tagesablauf oder Ihre Essensgewohnheiten geschildert, Ihr inneres Erleben jedoch zunächst ausgeklammert haben.«

Tom schaute ihn fragend an.

»Ich möchte Sie ermutigen, in Zukunft auch die weniger auffälligen Dinge miteinzubeziehen, wenn Sie herausfinden wollen, warum Sie sich so fühlen, wie Sie sich fühlen. Das kann ein Gedanke sein, der nur ganz kurz Ihr Bewusstsein streift, ein im Hintergrund vorbeiziehendes Geräusch oder ein Geruch, der Ihre Nasenhaare für einen kurzen Moment kitzelt. Obwohl nicht sichtbar, haben all diese Faktoren das Potenzial, sich maßgeblich auf unser subjektives Erleben auszuwirken. Da es allerdings um einiges schwieriger ist, diese oft unscheinbaren und schnell wieder verfliegenden Auslöser auszumachen, hängen wir uns gerne am Außen auf. Das ist nicht unbedingt schlecht oder falsch, kann aber auch auf erschöpfende Irrwege führen und entmutigend sein, wenn sich dadurch nicht die erhoffte Erleichterung einstellt.«

Während Herr Beck erklärte, waren Toms Augenbrauen immer weiter die Stirn hochgewandert, was ihm einen interessierten, aber auch leicht überforderten Gesichtsausdruck verlieh. Herr Beck dachte sich im Stillen, dass die Mimik seines Patienten in den letzten fünfzig Minuten beeindruckend zum Leben erwacht war. Der müde, schattenunterlegte Blick war verschwunden, und Toms Gesicht hatte wieder eine gesunde Farbe angenommen.

»Jetzt habe ich auf jeden Fall wieder etwas, über das ich bis nächste Woche nachdenken kann«, sagte Tom zwinkernd und rutschte zunehmend ungeduldig auf seinem Sessel herum. Er schien das Ende der Stunde mittlerweile herbeizusehnen, und Herr Beck beschloss, die Sitzung heute pünktlich zu beenden.

»Machen Sie das, Herr Fischer, für heute haben Sie es jedenfalls geschafft«, sagte er.

Tom nickte erleichtert und stand auf. Er verabschiedete sich, wünschte ihm einen schönen Tag und verließ den Raum um einiges schneller, als er hineingekommen war.

Herr Beck hatte sich ebenfalls erhoben, allerdings deutlich langsamer, und als er aufblickte, war Tom schon halb aus der Tür. »Das wünsche ich Ihnen auch!«, rief er ihm hinterher.

Während er die Tür zur Praxis ins Schloss fallen hörte, blieben seine Augen für einen kurzen Moment erneut an dem dunkelgrünen Teppich hängen. Zu Beginn seiner Ausbildung hatte er gedacht, er würde sich einen Perserteppich holen, so wie es sich für einen ordentlichen Psychodynamiker gehörte. Als es dann so weit war, hatte er diesen dunkelgrünen Berberteppich in einem Schaufenster gesehen, und es war Liebe auf den ersten Blick gewesen. Er hatte sich sofort in das flauschige Dunkelgrün dieses Teppichs verliebt und ihn umgehend gekauft. Er hatte diese Entscheidung nie bereut, dachte er, während er vom Teppich heruntertrat und zum Fenster ging, um für die nächste Patientin etwas frische Luft hereinzulassen.

DU WIRST MIR SO BEGEGNEN, WIE ICH ES KENNE

Was genau ist zwischen Tom und Herrn Beck passiert? Wie kann es sein, dass ein gut ausgebildeter Psychotherapeut im entscheidenden Moment abschweift? Darf das passieren, und wenn ja, warum kommt es überhaupt dazu?

Zunächst: Fehler dürfen passieren, natürlich nicht die ganze Zeit, aber grundsätzlich ist das nur menschlich. Und Fehler an sich sind nichts Schlechtes, denn sie lenken die Aufmerksamkeit auf potenziell Problematisches, was wiederum eine gezielte Lösungssuche erst ermöglicht. Viel wichtiger ist also, wie im Anschluss damit umgegangen wird.

Und jetzt wird es spannend. Es gibt bestimmte in Beziehungen wirkende Kräfte, die fast schon in logischer Konsequenz herbeiführen, was man eigentlich vermeiden wollte: das sogenannte Übertragungsphänomen. Es beschreibt die Tatsache, dass jede zwischenmenschliche Beziehung durch sogenannte Übertragungselemente – also Verhaltensweisen, Gefühle, Gedanken oder Erwartungen – beherrscht sein kann, die allein aus der aktuellen Interaktion zwischen den Beteiligten nicht erklärbar sind.

Herr Beck ist ein sehr erfahrener Therapeut in vollem Besitz seiner geistigen Fähigkeiten. Er ist wirklich daran interessiert, Tom zu helfen, und weiß rational auch, was dafür nötig ist. Warum schweift er dann gleich zweimal im entscheidenden Moment ab? Es lassen sich grob zwei übergeordnete Übertragungsformen unterscheiden, die übrigens – ob bewusst oder unbewusst – auch all unsere sonstigen Beziehungen gestalten: die positive und die negative Übertragung. Wenn du beispielsweise in der Kindheit eine gute Beziehung zu deiner Mutter hattest, kann es sein, dass du als erwachsene Person deiner Chefin automatisch einen gewissen Vertrauensvorschuss entgegenbringst. Oder du hast einen Bruder, dem du dich sehr verbunden fühlst. Dann fallen dir möglicherweise Kontakte mit Menschen, die deinem Bruder ein wenig ähneln, leichter. Wenn man auf gute bis sehr gute Referenzerfahrungen mit engen Bezugspersonen (Bruder, Mutter, Oma …) zurückgreifen kann, entsteht automatisch Vertrauen. Das ist eine gute Voraussetzung für eine positive Übertragung. Wichtig ist, dass nicht nur Manifestes übertragen wird, sondern auch die unbewusst verinnerlichten Bilder der mit den Bezugspersonen gemachten Erfahrungen (Rauchfleisch, 2019).

Auf Basis dessen, was wir bisher über Tom wissen, kann er auf kaum bis gar keine guten Referenzerfahrungen mit seinem Vater zurückgreifen. Er erwartet also von Herrn Beck eine ähnlich enttäuschende Beziehungserfahrung. Er »nimmt die gesamte therapeutische Situation mit den Sinnen der Kindheit wahr und fühlt und verhält sich dementsprechend« (Rauchfleisch, 2019, S. 14). Das führt dazu, dass sich Therapeut und Patient in einer negativen Übertragung wiederfinden.

Tom leidet unter diffusen Erschöpfungsgefühlen, die er zunächst nicht zuordnen kann. Mithilfe seines Therapeuten gelingt es ihm schließlich, die Erschöpfung zu übersetzen und die dahinter getarnte Einsamkeit zu benennen. Tatsächlich ist Tom nicht nur im Hier und Jetzt einsam, sondern kennt dieses Gefühl auch von früher, er verbindet es unbewusst mit seinem Vater. Es entsteht das Bild eines einsamen, mit der Trauer um seine kürzlich verstorbene Frau und der Versorgung seines Sohnes überforderten, vielleicht sogar depressiven Mannes.

Da das therapeutische Setting des Hilfe suchenden Tom bei dem Hilfe versprechenden Herrn Beck ein ähnliches Machtverhältnis darstellt wie zwischen Vater und Sohn, ist diese und übrigens jede andere therapeutische Beziehung prädestiniert für die Entstehung einer Übertragung. Und genau hier liegt großes Potenzial für eine gelungene Psychotherapie. Das unbewusste Übertragungsangebot von Tom an Herrn Beck könnte auf Basis seiner Referenzerfahrung mit seinem Vater in etwa so lauten: *Ich fühle mich einsam, gehe aber davon aus, dass du nicht für mich da sein kannst.* Tom verhält sich gegenüber Herrn Beck unbewusst entsprechend seiner inneren Erwartung, was dazu führt, dass die beiden tatsächlich für einen kurzen Moment die von Einsamkeit geprägte Beziehungserfahrung zwischen Vater und Sohn wiederholen. Tom macht sich von Beginn der Sitzung an körperlich klein, liegt mehr im Sessel, als das er sitzt, lässt den Kopf und die Schultern hängen, hat keine Körperspannung und starrt an Herrn Beck vorbei, anstatt Blickkontakt zu suchen. Seine Körpersprache und seine Art zu sprechen suggeriert: *Du wirst mich eh nicht wahrnehmen.*

Herr Beck nimmt dieses negative Übertragungsangebot zunächst unbewusst an und driftet gedanklich ab. Die Übertragungsillusion ist perfekt: Herr Beck ist der abwesende Therapeut und Tom der Junge, der mit seiner Einsamkeit alleingelassen wird und sich in seinen verinnerlichten Beziehungserfahrungen bestätigt fühlt. Da Herr Beck psychodynamisch ausgebildet ist, dauert es nicht lange, bis er die Übertragung bemerkt und entsprechend auflösend reagieren kann.

Auch außerhalb der therapeutischen Situation wiederholen sich alte Muster teilweise jahrelang, was die Betroffenen oft ratlos zurücklässt. Beispielsweise landen Menschen wiederholt in intimen Beziehungen, die ihnen offensichtlich nicht guttun, und wissen nicht, warum. Manche wechseln immer wieder den Job, weil es mit den Vorgesetzten jedes Mal früher oder später zu massiven Konflikten kommt. Oder sie führen kurze, intensive Freundschaften, die aber nie besonders lange halten und dann mit einem Knall auseinandergehen. Selbst wenn sie am Anfang dachten, dass jetzt alles anders werden würde, holt sie irgendwann die oft als leidvoll empfundene bittere Erkenntnis ein, dass »es« schon wieder passiert ist. Dieser »Wiederholungszwang« präsentiert sich in der Übertragung und spielt in unserem täglichen Leben eine zentrale Rolle. Die Kognitionspsychologinnen Susan Anderson und Alana Baum konnten 1994 herausarbeiten, dass die Art, wie wir unsere Beziehungen im Hier und Jetzt führen, stark dadurch beeinflusst wird, wie wir vergangene Beziehungen unbewusst verarbeitet haben (Anderson & Baum, 1994). Auch in den Neurowissenschaften ist der Übertragungsbegriff, der seit Sigmund Freud von vielen Psychoanalytiker:innen weiterentwickelt wurde, mittlerweile anerkannt, wenn er auch teilweise anders bezeichnet wird (Wöller & Kruse, 2018).

Psychodynamisch verstanden ist die Übertragung eine »spezifische Illusion […], die sich in Bezug auf eine andere Person einstellt […] und die eine Wiederholung der Beziehung zu einer bedeutsamen Figur der eigenen Vergangenheit darstellt« (Sandler, Dare & Holder, 1979, S. 43). Dadurch steigt die Gefahr einer übertragungsbedingten Verstrickung im Sinne einer unbewussten Rollenübernahme, so wie wir es bei Tom und Herrn Beck gesehen haben (Sandler, 1976).

#OHNEFACHGEDÖNS: ÜBERTRAGUNG

Menschen gestalten ihre Beziehungen unbewusst als auch bewusst so, wie sie es seit ihrer Geburt von ihren Eltern oder anderen wichtigen Bezugspersonen gelernt und erfahren haben. Dabei spielen vor allem die verinnerlichten Beziehungserfahrungen eine wichtige Rolle. Ihre Beziehungsgestaltung im Hier und Jetzt basiert auf diesen Referenzerfahrungen. Überträgt man gute Erfahrungen auf seine Mitmenschen, spricht man von einer positiven Übertragung. Hat man jedoch schlechte Erfahrungen gemacht, besteht die Gefahr, dass man anderen Menschen unbewusst eine entsprechend negative Rolle zuweist. Dann findet eine negative Übertragung statt. Vieles davon spielt sich unbewusst ab.

#reflexionfürdich:

Und wie trittst du in Beziehung?

Die folgende Übung kann dich dabei unterstützen, eine erste Idee davon zu entwickeln, wie deine eigenen Übertragungsangebote aussehen. Das heißt: Welche Erfahrungen aus früheren Beziehungen überträgst du auf deine Beziehungen im Hier und Jetzt? Die folgenden vier leicht abgewandelten Fragen stammen aus der *OPD-3 (Operationalisierte psychodynamische Diagnostik, dritte Version)*, dem Diagnostik-Standardwerk für Psychodynamiker:innen. Sie sind Teil eines komplexen Regelwerks, welches über Jahre von zahlreichen Wissenschaftler:innen und Praktiker:innen entwickelt wurde. Die vier Fragen helfen dabei, herauszuarbeiten, wie individuelle Übertragungsangebote aussehen können. Zwei Fragen richten sich direkt an dich, zwei Fragen an eine andere Person. Normalerweise ist das der/die Behandler:in. Für die folgende Übung reicht auch eine Person, die dich gut kennt und der du vertraust. Wenn dir das unangenehm ist oder niemand dafür infrage kommt, kannst du dir auch einfach vorstellen, was andere dazu sagen würden, wenn du sie fragen würdest. An dieser Stelle sei noch einmal betont, dass die Fragen auf keinen Fall eine professionelle Diagnostik ersetzen können.

Nimm dir ein paar Minuten Zeit und überlege, welches Verhalten in sozialen Beziehungen für dich typisch ist. Falls dir nichts einfällt, dann findest du unter der Übung noch ein wenig Inspiration. Und jetzt du …

Interpersonelle Perspektiven

Deine Erlebensperspektive:

Ich erlebe andere immer wieder so, dass sie ...

Ich erlebe mich selbst immer wieder so, dass ich ...

Die Erlebensperspektive der Anderen:

Andere erleben immer wieder, dass ich ...

Andere erleben sich mir gegenüber immer wieder so, dass sie ...

(Quelle: Arbeitskreis Operationalisierte Psychodynamische Diagnostik, 2023, S. 93)

Tom aus dem Beispiel hätte es vielleicht so ausgefüllt:

»Ich erlebe andere immer wieder so, dass sie mich alleine lassen.«

»Ich erlebe mich selbst immer wieder so, dass ich mich unwichtig fühle.«

»Andere erleben immer wieder, dass ich zu wenig Raum einnehme.«

»Andere erleben sich mir gegenüber immer wieder so, dass sie Schwierigkeiten haben, für mich da zu sein.«

Du hast noch keine für dich passenden Antwort(en) gefunden? Hier ein paar Fragen zur Inspiration:

- Stellst du dich in Beziehungen schnell selbst infrage?
- Tendierst du dazu, dich klein zu machen, oder wertest du dich ab, ja, hasst dich sogar?
- Bist du gut darin, deine eigenen Bedürfnisse zu zeigen, oder unterdrückst du sie lieber und beanspruchst keine Hilfe?
- Kannst du Verantwortung für Fehler übernehmen, ohne dich übertrieben zu entschuldigen?

Das waren jetzt einige Fragen, die du dir stellen kannst, um dein Übertragungsangebot und vor allem dich selbst ein wenig besser kennenzulernen (Arbeitskreis Operationalisierte Psychodynamische Diagnostik, 2023).

LITERATUR

Andersen, S. M., & Baum, A. (1994). Transference in interpersonal relations: Inferences and affect based on significant-other representations. *Journal of personality,* 62(4), S. 459–497.

Arbeitskreis Operationalisierte Psychodynamische Diagnostik (Hrsg.) (2023). *OPD-3 Operationalisierte Psychodynamische Diagnostik: Das Manual für Diagnostik und Therapieplanung.* Hogrefe Verlag.

Rauchfleisch, U. (2019). *Sexuelle Identitäten im therapeutischen Prozess. Zur Bedeutung von Orientierungen und Gender.* Kohlhammer Verlag.

Reichmann, F. F. (1959). Loneliness†. *Psychiatry,* 22(1), 1–15. S. 309. https://doi.org/10.1080/00332747.1959.11023153

Sandler, J. (1976). Gegenübertragung und Bereitschaft zur Rollenübernahme. *Psyche, 30*(4), S. 297–305.

Sandler, J., Dare, C., & Holder, A. (2001). *Die Grundbegriffe der psychoanalytischen Therapie,* Klett-Cotta Verlag.

Wöller, W., & Kruse, J. (2014). *Tiefenpsychologisch fundierte Psychotherapie: Basisbuch und Praxisleitfaden.* Schattauer Verlag.

SCHMERZEN

»Das Ich ist vor allem ein Körperliches.«
(Freud, 1923, S. 253)

Es fühlte sich an, als ob irgendwer einen hölzernen Bogen auf der Höhe meines Brustkorbs von links nach rechts gespannt hatte und sich deshalb alles Unterhalbliegende meiner Kontrolle entzog. Ich lag zusammenrollt in Embryonalstellung in meinem Bett und hatte solche Unterleibsschmerzen, dass ich glaubte, jeden Moment den Verstand zu verlieren. Ein Zustand, den ich nur zu gut kannte, denn seit Jahren plagte ich mich mit allerlei Beschwerden in dieser Gegend herum. Ich hatte immer wieder heftige Krämpfe und Verdauungsstörungen, für die allerdings bisher keine körperliche Ursache gefunden worden war. Noch nicht.

Mein Darm kannte nur Extreme, entweder es kam alles auf einmal heraus oder tagelang gar nichts. Ich hasste meinen Körper. Warum funktionierte er nicht so, wie er sollte? Es musste doch eine Ursache dafür geben. Diese Schmerzen »da unten« waren doch nicht normal. Wie viele Stunden hatte ich schon mit trockenen Augen auf den Bildschirm meines Smartphones gestarrt und verzweifelt ein Symptom nach dem nächsten in die Suchleiste von Google getippt, immer angetrieben von der Hoffnung, endlich die Ursache und so auch die ersehnte Lösung für meine Beschwerden zu finden. Dieses Googeln nahm teilweise mehrere Stunden ein, vor allem dann, wenn ich mal wieder krankgeschrieben war, mit einer Wärmflasche auf dem Bauch und einer dampfenden Tasse

Fenchel-Anis-Kümmel-Tee zuhause im Bett vor mich hinsiechte und irgendwie versuchte, meine Gefühle von Hilflosigkeit und Ohnmacht in den Griff zu bekommen.

In letzter Zeit verlor ich mich immer öfter in schlecht formatierten und unübersichtlichen Betroffenen-Foren, kämpfte mich durch einen Bericht nach dem nächsten. Ich tauschte mich plötzlich mit Menschen, die sich »Blume123« oder »Bernd87« nannten, über Dinge aus, die ich sonst wirklich niemandem, nicht mal meinem Freund, freiwillig erzählte. Dazu gehörte zum Beispiel die Konsistenz und Farbe meines Stuhls oder meine sich immer mal wieder schmerzhaft bemerkbar machenden Hämorrhoiden. Ich hatte das Ganze so satt. Besonders furchtbar war es kurz bevor und an den ersten Tagen meiner Menstruation. Die zyklusbedingten Hormonveränderungen (danke, Google!) sorgten zunächst für einen heftigen Stimmungsabfall, und wenn es dann endlich losging, wurde zwar die Stimmung langsam besser, die Krämpfe allerdings zogen noch einmal richtig an.

Was für eine enttäuschende Ärzte-Odyssee hatte ich schon hinter mir! Es gab kaum ein Körperteil, das noch kein Arzt / keine Ärztin getastet, durchleuchtet oder geschallt hatte. Doch ich rannte weiter zu allen möglichen Fachleuten. Die Hoffnung, endlich herauszufinden, was das Problem sein könnte, hielt mich irgendwie am Leben. Mediziner:innen konnten sich irren, und es gab jede Menge Krankheiten, die noch niemand entdeckt hatte.

Mein Blick fiel auf das filigrane Ziffernblatt meiner goldumrandeten Armbanduhr, und ich stellte erschrocken fest, dass ich losmusste. Um keinen weiteren Krampf heraufzubeschwören, löste ich ganz langsam meine Embryonalstellung auf, indem ich meine Beine streckte und mich über die Seite aufrichtete. Ich saß nun auf der Bettkante und erblickte den mittlerweile abgekühlten Tee in meiner Peanuts-Tasse, die auf dem Nachtkasten stand. Die hatten mir die Kolleg:innen aus meiner Abteilung zum Geburtstag geschenkt. Sie trug die Aufschrift: *Nope. Not today*. Darunter war Snoopy abgebildet, wie er bäuchlings auf der Wiese liegt und pennt. Wie passend, dachte ich ironisch. Ich setzte vorsichtig beide Füße auf den Dielenboden und erhob mich mit einem Stöhnen. Die erwarteten Krämpfe blieben zum Glück für den Moment aus. Ich machte mir nicht die Arbeit, meine graue Jogginghose und meinen dicken beigen Kuschelpullover aus Teddystoff gegen ausgehtauglichere Klamotten zu tauschen. Was soll's?, dachte ich mir. Ich würde mich nach dem Termin eh wieder im Bett verkriechen, und was die in der Praxis von mir dachten, war mir egal.

Ich ging zur Garderobe, zog meine dicke Daunenjacke an, warf mir einen Schal um und schlüpfte in meine Winterstiefel. Ich fühlte mich ein wenig zittrig, was davon kam, dass ich regelmäßig vergaß, zu essen, wenn ich solche Schmerzen hatte. Um nichts dreckig zu machen, tappte ich auf Zehenspitzen in die Küche und schnappte mir zur Sicherheit noch einen Energieriegel. Für genau solche Momente hatte mein Freund einen kleinen Vorrat aus meinen Lieblingssorten zusammengestellt. Mit dem Energieriegel in der Jackentasche machte ich mich auf den Weg zu meinem Hausarzt.

Letzte Woche hatte ich eine Darmspiegelung machen lassen, und wir würden heute gemeinsam die Ergebnisse besprechen. Nachdem ich seit ungefähr einem Jahr wegen der wiederkehrenden Bauchschmerzen und Verdauungsstörungen mindestens einmal pro Monat völlig verzweifelt in seiner Praxis aufgetaucht war, hatte er vorgeschlagen, dass wir einen monatlichen Termin vereinbaren könnten, was mir sehr recht war. So ersparte ich mir erstens die Angst, nicht rechtzeitig einen Termin zu bekommen, und zweitens das lange Warten in der sich ewig wiederholenden, »Für Elise« dudelnden Telefonwarteschleife. Allein die ersten vier Töne reichten mittlerweile aus, um mich zur Weißglut zu bringen. Ich musste dann mit aller Kraft der Versuchung widerstehen, mein Handy mit voller Wucht gegen die nächste Wand zu pfeffern. Aber davon war ich jetzt, dank des Vorschlags meines Hausarztes, bis auf ein paar wenige Ausnahmen erlöst.

Ich trat hinaus in die klirrende Kälte, die mich frösteln ließ, zog den Schal enger und lief los. Ich hatte das große Glück, dass sich die Praxis meines Hausarztes in Laufnähe befand, und stand schon nach wenigen Minuten vor der Eingangstür. Mit klammen Händen zog ich meine zerknitterte FFP2-Maske aus der Jackentasche, die sich mal wieder mit meinem Schlüsselbund verheddert hatte. Ich hatte aufgehört zu zählen, wie oft ich in diesem Jahr schon aufgrund meiner Schmerzen ausgefallen war, und wollte vermeiden, mir jetzt noch zusätzlich eine Erkältung einzufangen. Deshalb zog ich die Maske an, obwohl ich natürlich wusste, dass die Pandemie offiziell für beendet erklärt worden war. Ich nahm noch einen letzten tiefen Atemzug, bevor ich die Maske aufsetzte, und drückte die Tür auf, die in das schummrige Treppenhaus führte. Nach ein paar Schritten war ich an der dunkelbraun beschichteten Tür und klingelte. Innerhalb weniger Sekunden summte der Buzzer, und ich trat hinein in das geschäftige, vom ständigen Bimmeln des Telefons begleitete Treiben der Praxis.

Ich hatte es mir gerade erst im Wartezimmer gemütlich gemacht, als ich auch schon aufgerufen wurde. Eine der Angestellten führte mich mit den Worten »Der Doktor kommt gleich« in das mir wohlbekannte Behandlungszimmer und wies auf einen der zwei ledernen Freischwinger vor dem Schreibtisch. Anfangs hatte mich mein Freund noch zu den Arztbesuchen begleitet, in letzter Zeit blieb der zweite Stuhl allerdings meistens leer. Wann war er das letzte Mal mitgekommen?

Etwas betrübt nahm ich auf meinem angestammten Stuhl Platz, der näher am Fenster stand. So konnte ich während des Wartens in den begrünten Hinterhof schauen. Zu dieser Jahreszeit war er allerdings vor allem eins: grau. Die Blätter hatten sich schon lange von den Bäumen und Sträuchern verabschiedet, und deren Äste ragten wie Skelette nackt und knorrig in den fahlen Himmel. Mein Magen knurrte, und ich dachte an den Schokoriegel. Missmutig stellte ich fest, dass dieser für mich unerreichbar in der Jackentasche meines Mantels lag, den ich zuvor an der Garderobe im Wartezimmer aufgehängt hatte. Kurz überlegte ich, ob ich ihn holen sollte, entschied mich dann aber dagegen. Mein Arzt konnte jederzeit zur Tür hereinkommen, und ich wollte ihn nicht verpassen. Also nahm ich mein Handy zur Hand und scrollte ein wenig durch meine Nachrichtenapp. Mein Gehirn wollte allerdings nichts von dem, was ich las, aufnehmen, und ich ließ es ungeduldig zurück in die tiefen Taschen meiner Jogginghose gleiten.

Hoffentlich konnte der Doktor mir heute helfen. Ich war im Internet auf eine weitere Behandlungsmethode für meine Darmbeschwerden gestoßen, von der ich mir fast sicher war, dass sie mir nützen würde. Ich wollte allerdings zunächst seine Meinung dazu hören, denn er war der Einzige, dem ich diesbezüglich noch vertraute. Ich hatte einfach schon zu viele schlechte Erfahrungen mit Ärzt:innen gemacht. Sie waren entweder unfreundlich oder kurz angebunden gewesen, nahmen mich nicht ernst oder alles auf einmal.

In diesem Moment ging die Tür auf, und der Mediziner betrat den Raum. Er war klein, von stämmiger Figur und wie immer ganz in Weiß gekleidet. Er trug ein Poloshirt in Kombination mit einer Jeans, seine Füße steckten in Barfußschuhen. Er nahm schwungvoll mir gegenüber auf der anderen Seite des Schreibtisches Platz und begrüßte mich freundlich.

»Hallo, Frau Manousakis, wie ist es Ihnen seit unserem letzten Termin ergangen?«

Dieser Frage hatte ich bereits ungeduldig entgegengefiebert, und ich verspürte den Drang, direkt mit meiner Antwort loszulegen.

»Die Krämpfe wollen einfach nicht besser werden, gerade heute lag ich wieder den halben Tag zuhause rum und hab mich mit diesen höllischen Schmerzen im Unterbauch rumgeplagt. Bei der Darmspiegelung, zu der Sie mich geschickt haben, kam, glaube ich, nichts raus, oder? Übrigens war die Gastroenterologin, die mit mir im Anschluss die Ergebnisse durchgesprochen hat, richtig unfreundlich. Sie hat allen Ernstes gefragt, ob es sich bei meinen Beschwerden auch um etwas Psychisches handeln könnte«, machte ich meinem Frust Luft und schaute meinen Arzt entgeistert und nach Bestätigung suchend an.

Er nickte zwar, hatte heute aber einen ungewöhnlich nachdenklichen Gesichtsausdruck, der mich ein wenig nervös machte. Ich entschied mich, darüber hinwegzusehen, und begann, von meinen Recherchen zu berichten.

»Jedenfalls habe ich einen Artikel gelesen, in dem es darum geht, dass Zucker schädlich für die Darmflora ist. Da gibt es so Fadenbakterien, kennen Sie bestimmt, die eigentlich gut sind für den Darm, die aber durch den Zucker weniger werden. Dadurch ist dann das gesamte Gleichgewicht der Darmflora gestört.«

Während ich berichtete, spürte ich in mir eine zunehmende Unruhe und das Gefühl, dass irgendwas an mir oder der Situation nicht stimmte. Angespannt überschlug ich meine Beine und klemmte für zusätzlichen Halt meinen rechten Fuß hinter meine linke Wade. Mit so verknoteten Beinen wartete ich auf die

Antwort meines Arztes, für die er sich heute meiner Meinung nach viel zu viel Zeit ließ.

»Okay, ja«, sagte er endlich, drehte sich aber zunächst zu dem auf dem Schreibtisch stehenden Computer. »Lassen Sie mich kurz noch mal einen Blick auf Ihre Krankenakte werfen, bevor wir weiter darüber sprechen.«

Er aktivierte den Bildschirm, indem er ein-, zweimal ordentlich auf die Enter-Taste hämmerte und dann konzentriert zu lesen begann. Den Mund nachdenklich verzogen, scrollte er durch eine Datei, von der ich annahm, dass es sich um meine digitale Krankenakte handelte.

Ich hasste diese Momente des Wartens, die von einer Mischung aus Angst und hoffnungsvoller Neugierde durchdrungenen waren. In meiner Fantasie sah ich mich aufstehen, um den Tisch herumgehen und über seine rechte Schulter blicken, sodass ich mitlesen konnte. Er wusste so viel über mich und ich so wenig über ihn. Ich wünschte, ich könnte auf all die Informationen zugreifen, die ihn und mich in diesem Moment trennten. Doch ich bewegte mich keinen Zentimeter, vergrub meine Hände unter meinen Oberschenkeln und blieb wie festbetoniert auf meinem Stuhl sitzen. Regungslos ausharrend versuchte ich, meine wachsende Anspannung zu verbergen, und beobachtete sein Gesicht. Was er wohl dachte? Was würde er gleich sagen? Hatte er die Lösung? Aber aus seinem – für Ärzt:innen übrigens typischen – Pokerface war nichts herauszulesen. Entmutigt ließ ich meinen Blick auf die nichtssagende Rückseite des schwarz verschalten Monitors sinken und wartete ab. Nach einer gefühlten Ewigkeit lehnte er sich in seinem Sessel zurück, ohne mich jedoch direkt anzusehen.

»Also gut, Frau Manousakis«, setzte er an, brach aber gleich wieder ab. Er fuhr sich nachdenklich mit der rechten Hand über seinen gut getrimmten Dreitagebart und seufzte. Es wirkte, als müsse er für das, was er jetzt gleich sagen würde, Anlauf nehmen. Was war heute nur los?, dachte ich argwöhnisch. Er war doch sonst kein Mann weniger Worte. Erwartungsvoll blickte ich ihn mit hochgezogenen Augenbrauen an, woraufhin er endlich mit der Sprache rausrückte.

»Also gut, ich habe eben noch einmal sehr gründlich Ihre Akte durchgeschaut und überprüft, ob ich vielleicht etwas übersehen habe, was Ihre Beschwerden erklären könnte.« Er pausierte einen Moment und schob dann hinterher: »Aber ich muss zugeben, es gibt nicht mehr viel, was wir noch nicht in Betracht gezogen haben und/oder von entsprechend qualifizierten Kollegen und Kolleginnen haben untersuchen lassen.«

Ich schluckte, während mein Gehirn zu rattern begann: Das durfte nicht sein, ja, das konnte nicht sein. Ließ er mich jetzt einfach so im Stich? Ich merkte, dass mir schwummrig wurde, und fragte mit unüberhörbarer Verzweiflung in der Stimme: »Aber was ist mit den Fadenbakterien?«

Er blickte mich mitfühlend an und sagte mit fast schon entschuldigender Stimme: »Sie können schon probieren, ob ein kompletter Verzicht auf Zucker Ihnen hilft, allerdings ist die Studienlage dazu nach wie vor sehr dünn. Ich halte es für unwahrscheinlich, dass Ihre Symptome dadurch erfolgreich bekämpft werden können.«

Diese Worte hatten es in sich. Sein ernstes und gleichzeitig besorgtes Gesicht verschwamm vor meinen Augen. Es war, als ob mir die Hand, die mich eben noch mit dem Hilfe versprechenden Ufer verbunden hatte, entglitten war. Eine von Panik durchzogene Unruhe breitete sich auf Bauchhöhe aus. Er weiß nicht weiter, er weiß NICHT weiter, schoss es mir mantraartig durch den Kopf. Ich würde für immer an diesen Schmerzen leiden. Bei diesem Gedanken begann sich alles um mich herum zu drehen und mir wurde heiß.

»Können wir das Fenster kurz öffnen? Die Luft hier drinnen ist so stickig«, japste ich, was etwas aufgebrachter herauskam, als ich beabsichtigt hatte.

»Natürlich«, sagte er, erhob sich und öffnete das Fenster, durch das ich vorhin in den Hinterhof geblickt hatte.

Die kalte Luft, die sofort von draußen hereinströmte, tat gut. Ich nahm einen tiefen Atemzug durch die Maske und stöhnte kopfschüttelnd. »Sorry, geht gleich wieder.«

»Dafür brauchen Sie sich nicht zu entschuldigen. Möchten Sie etwas trinken, ein Glas Wasser vielleicht?«, fragte er besorgt nach.

»Geht schon, die frische Luft tut gut.«

Er nahm wieder Platz und gab mir ein wenig Zeit, mich zu sammeln. Ich atmete noch einige Male tief durch und machte dann Anstalten, mich zu erheben, um das Fenster wieder zu schließen. Doch er suggerierte mir mit einem freundlichen Kopfschütteln, sitzen zu bleiben, und schloss das Fenster selbst. Diese Geste berührte mich so sehr, dass ich meine Tränen nicht länger zurückhalten konnte.

»Und was jetzt?«, schluchzte ich verzweifelt und suchte in meinen Hosentaschen erfolglos nach einem Taschentuch.

Er schnappte sich eine Taschentuchpackung aus dem Spiegelschrank an der Wand gegenüber und reichte sie mir, während er sagte: »Wissen Sie, es gibt schon noch eine Möglichkeit, aber ich habe die Vermutung, dass ich mich damit bei Ihnen unbeliebt machen könnte.«

Durch die Tränen und meine laufende Nase hatte sich unter meiner Maske bereits ein äußerst unangenehmes, leicht juckendes und warmes Feuchtbiotop ausgebreitet. Weinen mit FFP2-

Maske, das war wirklich eine Zumutung. Dankbar nahm ich das Taschentuch, setzte die Maske kurz ab, schnäuzte mich einmal geräuschvoll, und zog die Maske dann schnell wieder an.

»Was meinen Sie?«, hakte ich nach, sobald ich mich wieder einigermaßen gefangen hatte.

»Vielleicht ist es an der Zeit, dass wir auch Ihre Psyche in Betracht ziehen.«

Mir stockte der Atem, und ich schaute ihn ungläubig an. »Echt jetzt?«

»Ja, es ist mein voller Ernst. Wir haben Ihren Körper von der Haarspitze bis zum Zeh durchgecheckt, und von dem, was wir bisher wissen, sind Sie körperlich vollkommen gesund.«

»Das kann aber nicht sein«, sagte ich trotzig und schaute zu Boden.

»Was kann nicht sein?«, erkundigte er sich geduldig.

»Ich bin nicht verrückt«, nuschelte ich und wich seinem Blick aus. Ich konnte ihn gerade nicht ansehen. Ich starrte auf meine dicken Winterstiefel, um deren Sohle herum sich auf dem sterilen weißen Praxisboden ein wenig brauner Matsch und vereinzelte Kiesel verteilt hatten. Erst die Gastroenterologin und jetzt er, war das sein verdammter Ernst? Was sollte das, hatten sich denn alle gegen mich verschworen?

»Das wollte ich damit nicht sagen. Ich möchte lediglich die Psyche als möglichen weiteren Einflussfaktor in den Raum stellen, wissen Sie?«, schob sich seine Stimme aus der Ferne zwischen meine Gedanken. Widerwillig zwang ich mich, ihm zuzuhören, als er hinzufügte: »Zudem kann ich als Ihr Hausarzt das auch gar nicht ordentlich beurteilen. Das müssen meine psychotherapeutischen Kolleg:innen übernehmen. Aber was ich weiß, ist, dass es bei andauernden Beschwerden ohne feststellbare körperliche Ursache, so wie Sie es seit Monaten erleben, sicher nicht schaden würde, die Psyche als Verursacherin mit in Betracht zu ziehen.«

Wie gelähmt saß ich da und starrte vor mich hin, ohne jedoch irgendetwas wirklich wahrzunehmen. Gerade schienen alle infrage kommenden Worte, noch bevor ich sie laut aussprechen konnte, gegen eine unsichtbare Wand zu krachen und kläglich daran zu zerbröseln.

»Sie meinen ernsthaft, meine Bauchschmerzen gehen weg, wenn ich mit jemandem über meine Kindheit spreche?«, kam es mir schließlich mit einem ironischen Lächeln über die Lippen.

»Das weiß ich nicht, aber probieren könnte man es ja mal«, sagte er geduldig, ohne auf meinen patzigen Ton einzugehen. Es war natürlich nicht das erste Mal, dass ich mit diesem Gedanken konfrontiert wurde. In den Foren hatten immer mal wieder Betroffene von ihren Psychotherapieerfahrungen berichtet. Auch Social Media war mittlerweile voll mit Menschen, die von ihren Therapien erzählten. Aber ich? Das war bisher nichts gewesen, was ich für mich in Erwägung gezogen hatte. Ich hatte Bauchschmerzen und Probleme, zu kacken, ich war nicht verrückt. Was sollte das bisschen Reden denn regeln? Durch meine Gedanken zunehmend in Rage versetzt, platzte ein wütendes »Aber ich will nicht in die Klapse gesperrt werden!« aus mir heraus.

»Keine Sorge, das habe ich nicht vor«, sagte der Arzt ernst und fügte erklärend hinzu: »Abgesehen davon sind Psychiatrien wichtige Institutionen, die Leben retten können. Die Menschen dort leisten sehr wertvolle Arbeit.«

Darauf wusste ich nichts zu erwidern, konnte mir aber ein genervtes Augenrollen nicht verkneifen. Ich entwirrte meine immer noch verknoteten, mittlerweile leicht schmerzenden Beine und löste meine mit roten Abdrücken verzierten Hände aus ihrer Position zwischen Oberschenkel und Stuhl. Genervt ließ ich mich gegen die Lehne zurückfallen, die ein wenig nachgab, und vergrub meine Hände in den Hosentaschen. Die Beine jetzt weit von mir gestreckt, wagte ich einen kurzen Blick in das Gesicht meines Arztes. Doch er schien wider Erwarten weder wütend noch genervt zu sein. Er blickte mich einfach nur freundlich an, was mich total irritierte und eine vollständig entwaffnende Wirkung auf mich hatte. Warum war ich noch mal genervt von ihm? Unangenehm berührt rutschte ich auf meinem Sessel herum, ohne zu wissen, was ich sagen oder wohin ich schauen sollte.

»Wissen Sie, ich habe einige Patient:innen, die Psychotherapie machen oder gemacht haben. Und eines kann ich Ihnen versichern: Das sind alles ganz normale Menschen, so wie Sie und ich«, nahm er den Faden wieder auf.

Mein Magen ließ ein geräuschvolles Knurren los, und ich hatte zunehmend Interesse daran, aus diesem Raum heraus und zu meinem Schokoriegel zu kommen.

»Na gut. Ich kann es mir ja mal überlegen«, presste ich mit zusammengekniffenen Lippen hervor und machte Anstalten, mich zu erheben. »Aber wir sehen uns trotzdem in vier Wochen wieder, oder?«, fragte ich argwöhnisch.

»Natürlich. Mein ärztlicher Rat an Sie heute ist, eine Psychotherapie in Erwägung zu ziehen. Je nachdem, wie Sie sich entscheiden, schauen wir das nächste Mal weiter, in Ordnung?« Er erhob sich und streckte mir seine Hand gewohnt schwungvoll über den Schreibtisch entgegen.

»Geht klar«, murmelte ich.

»Und vergessen Sie nicht zu essen«, schob er mit einem Zwinkern nach.

»Solange Sie mich nicht in die Psychiatrie sperren«, entgegnete ich halb herausfordernd, halb scherzhaft und erhob mich ebenfalls, um ihm die Hand zu schütteln. Gemeinsam verließen wir das Zimmer, und er verschwand so schnell, wie er gekommen war, im Gewusel der Praxisräumlichkeiten.

Als ich aus der Praxis in die frische Luft hinaustrat, zog ich hastig meine Maske herunter, spannte sie behelfsmäßig um mein Handgelenk und fischte den Schokoriegel aus meiner Jackentasche. Gierig riss ich die Verpackung des mittlerweile angeschmolzenen Riegels auf und biss ein großes Stück ab. Erleichtert zerkaute ich die kraftspendende klebrige Masse und schluckte sie herunter. Während ich den Rest des Riegels aß, trat ich meinen kurzen Heimweg an.

Unterwegs kamen meine Gedanken in Bewegung. Obwohl der heutige Termin definitiv anders gelaufen war, als ich ursprünglich gedacht hatte, fühlte ich mich irgendwie leichter als davor. War ich jetzt wirklich an dem Punkt angelangt, an dem ich psychotherapeutische Hilfe in Erwägung zog? Was würde mein Freund – ja, noch schlimmer, meine Familie – davon halten? Meine Eltern waren streng gläubig erzogen worden. Sie hielten definitiv mehr davon, sich Gott anzuvertrauen als irgendwelchen Psycholog:innen. Oder waren das Psychiater:innen? Ach, was weiß ich, dachte ich und schüttelte überfordert den Kopf. Den Riegel hatte ich mittlerweile verschlungen, dafür meldete sich jetzt ein starker Durst, der von einem fast schmerzhaften Brennen im Rachen begleitet wurde. Wann hatte ich das letzte Mal etwas getrunken? Ich dachte an die unberührte Tasse Tee auf meinem Nachtkasten. Vom Durst angetrieben, beschleunigte ich meine Schritte und hastete nach Hause.

Dort angekommen, warf ich meinen Mantel achtlos auf den hölzernen Garderobenständer und schüttelte meine Winterstiefel umständlich von meinen Füßen. Dann schoss ich in die Küche, drehte den Wasserhahn auf und fing das frische Leitungswasser gierig mit dem Mund auf. Als mein Durst gestillt war, richtete ich mich auf, drehte den Hahn zu und fuhr mir mit dem Handrücken über den Mund. Auf diese Art hatte ich nicht mehr getrunken, seit ich ein Kind gewesen war, dachte ich erstaunt. Dann ging ich zum Wasserkocher, um Wasser für eine Kanne frischen Tee aufzusetzen. Während der leise rauschend seine Arbeit tat, setzte ich mich an meinen Laptop und öffnete den Browser. Ich tippte »Psychotherapie« in die Suchleiste ein und tauchte in die Informationsflut des Internets ab. Ich blickte erst wieder auf, als das Klappern des Schlüssels im Schloss meinen Freund ankündigte, der von der Arbeit nach Hause kam. Den Tee hatte ich völlig vergessen. Ich seufzte, klappte den Laptop zu und stand auf, um den Kocher ein zweites Mal anzuschalten.

IST DAS NOCH KÖRPER ODER SCHON PSYCHE?

Während des Lesens der vorhergehenden Szene hast du dich vielleicht gefragt, warum hier eine Interaktion zwischen Arzt und Patientin geschildert wird und keine psychotherapeutische Sitzung. Menschen mit psychischen Erkrankungen landen in der Regel mit ihren Beschwerden als Erstes bei ihrem Hausarzt / ihrer Hausärztin. Unsere Kolleg:innen sind also oft die erste Anlaufstelle, wenn es darum geht, festzustellen, ob jemand psychotherapeutische Unterstützung braucht oder nicht. Eine gelungene interdisziplinäre Zusammenarbeit ist also ausschlaggebend, um psychische Erkrankungen frühzeitig zu erkennen und zielgerecht versorgen zu können. Die Schilderung der Situation zwischen der Protagonistin Frau Manousakis und ihrem Hausarzt soll das verdeutlichen und die Wichtigkeit der interdisziplinären Zusammenarbeit hervorheben.

Zunächst ist es mir wichtig hervorzuheben, dass bei Frau Manousakis nach bestem Gewissen alle medizinischen Untersuchungen vorgenommen wurden, um eine körperliche Ursache für ihre Beschwerden auszuschließen. Ihr Hausarzt hat sie ernst genommen und alles Nötige unternommen, um ihre Symptome abzuklären. Das ist tatsächlich nach wie vor keine Selbstverständlichkeit. Nicht selten werden gerade bei Menschen mit Uterus bevorzugt und voreilig psychische Beschwerden als Ursache für körperliche Symptome diagnostiziert. Dadurch kommt es häufig zu Fehldiagnosen und folglich zu Fehlbehandlungen, oder tatsächliche Erkrankungen werden jahrelang übersehen.

Die promovierte Kulturhistorikerin Elinor Cleghorn bringt es in *Die kranke Frau* auf den Punkt, wenn sie schreibt: »Geht eine Patientin mit einer rätselhaften Erkrankung zum Arzt, diagnostiziert dieser in seiner Ratlosigkeit nicht selten eine psychische Ursache.« (Cleghorn, 2022, S. 18) Cleghorn beschreibt eindrucksvoll, dass noch im 19. Jahrhundert Frauen mit ähnlichen Symptomen wie Frau Manousakis als »hysterisch« (von altgriechisch ὑστέρα *hystéra*, deutsch Gebärmutter) abgestempelt wurden und Gefahr liefen, in eine »Nervenheilanstalt« abgeschoben zu werden. Heute liegt die Annahme nahe, dass manche dieser Frauen möglicherweise an Endometriose litten, einer (noch) unheilbaren chronischen Krankheit, bei der sich der Gebärmutterschleimhaut ähnelndes Gewebe außerhalb derselben, zum Beispiel im Bauch- und Beckenraum oder am Darm, ansiedelt. Das kann zu »starken, oft krampfartigen Schmerzen vor und während der Menstruation, wiederkehrenden Schmerzen im Unterbauch, besonders in der zweiten Hälfte des Monatszyklus, periodenunabhängigen Unterbauchschmerzen, Blähungen, Durchfall und Verstopfung« führen (www.endometriose-vereinigung.de/was-ist-endometriose/), um nur einige der am häufigsten beschriebenen Symptome zu nennen.

Doch glücklicherweise hat Frau Manousakis weder Endometriose noch eine andere, ihre Symptome erklärende körperliche Erkrankung. Deshalb schlägt der Hausarzt eine Psychotherapie vor, was bei ihr zunächst auf Widerstand stößt und Ängste auslöst. Ihre Reaktion erweckt den Eindruck, dass sie sich von ihm »verraten« fühlt. Einen kurzen Moment lang scheint die eigentlich sehr gute Arzt-Patientinnen-Beziehung ins Wanken zu kommen. Doch die Beziehung trägt, und es kommt nicht zu einem Abbruch der Behandlung, was aufgrund der von Frau Manousakis bereits als negativ wahrgenommenen Erfahrungen mit anderen Ärzt:innen als großer Vertrauensbeweis angesehen werden kann.

Aktuell steht also die These im Raum, dass ihre Schmerzen psychisch (mit-)bedingt sind. »Der Körper ist Ort und Quelle von Affekten [= Gefühlen], von basalen Bedürfnissen, von Trieben und Wünschen, ein Resonanzraum sowohl des Selbst als auch des ›Wir‹…« (Schultz-Venrath, 2021, S. 13). Demnach sind Psyche und Körper untrennbar miteinander verwoben. Wenn man beispielsweise traurig ist, scheidet der Körper Flüssigkeit aus, die in Form von Tränen unsere Wangen herabläuft. Die Tränen haben Signalwirkung für andere, aber auch für uns selbst. Sie sind sozusagen professionelle Übersetzerinnen für Gefühle. Könnten sie sprechen, würden sie vielleicht so etwas sagen wie: »Hey, mir geht es nicht gut. Ich brauche ›xyz‹.«

Bei den meisten psychischen Erkrankungen spielen körperliche Symptome beziehungsweise Ausdrucksarten eine zentrale Rolle. Da wären zum Beispiel die Schreckhaftigkeit von Traumapatient:innen, das starke Untergewicht von Patient:innen mit Anorexia Nervosa (= Magersucht) oder die mit Angststörungen einhergehenden vegetativen Symptome wie Herzklopfen, Zittern oder Schweißausbrüche. Demnach scheint die strikte Trennung zwischen körperlichen und psychischen Symptomen fast künstlich, und die Frage sollte nicht lauten *ob*, sondern *wie* etwas psychisch bedingt ist (Storck & Brauner, 2021). Wie kann dieses *Wie* an sich aussehen?

Wenn wir uns selbst im Verhältnis zur Umwelt beziehungsweise zu den Menschen, die uns umgeben, begreifen, lassen sich nach Storck und Brauner (2021) drei mögliche Funktionen psychisch bedingter Körperschmerzen skizzieren: Erstens können Schmerzen dabei unterstützen, das Selbst und den eigenen Körper besser wahrzunehmen. Denn Etwas was nicht existiert, kann keine Schmerzen empfinden. In Abhängigkeit unserer individuellen Prägung kann es schwerfallen, sich selbst überhaupt wahrzunehmen. Ein schmerzender Körper ermöglicht also eine Grenze: Der Körper, der mir Schmerzen bereitet, tut zwar weh und quält mich, aber trotzdem ist es mit Gewissheit mein eigener. Hier würde sich ein Blick in die aktuellen, aber auch vergangenen prägenden Beziehungen von Frau Manousakis lohnen. Wurde sie als Heranwachsende als Mensch mit eigenen Gefühlen, Wünschen und Bedürfnissen akzeptiert und ihre Persönlichkeitsentwicklung entsprechend gefördert? Oder blieb ihr – die Gründe dafür können zahlreich sein – nichts anderes übrig, als ihre eigenen Bedürfnisse hintanzustellen oder sogar ganz zu vergraben?

Auch können körperliche Schmerzen »Ausdruck eines Bemühens um interpersonelle [zwischenmenschliche] Abgrenzung sein« (Storck & Brauner, 2021, S. 59), in diesem Fall ist der Schmerz dann zum Beispiel ein Hinweis für eine »zu große Nähe, für das diffuse Erleben einer emotionalen und repräsentatorischen Bedrängung durch die Anderen« (Storck & Brauner, 2021, S. 59). Hier wäre es spannend, herauszufinden, wie Frau Manousakis ihre Beziehungen gestaltet. Darf sie zum Beispiel auch mal Nein sagen und sich abgrenzen, ohne dafür bestraft zu werden oder eine solche Abwertung zu erwarten?

Des Weiteren können Schmerzen zumindest teilweise auch Beziehungen zu unseren Mitmenschen symbolisieren: »Etwas oder jemand wird gebraucht, ist jedoch quälend und abstandslos nah, man würde ihn gerne loswerden, aber dann würde einem das fehlen, was man zum emotionalen physischen Überleben braucht« (Storck & Brauner, 2021, S. 59). Dieser Satz könnte zum Beispiel eindrucksvoll die Ambivalenz zeigen, mit der sich viele Eltern-Kind-Beziehungen bis ins späte Erwachsenenalter beschreiben lassen. Es kann Jahre dauern, bis Menschen vollends realisieren, dass sie sich nicht mehr in dem Maße, wie sie es als Kinder waren, emotional von ihren Eltern abhängig machen müssen. Eine Bekannte führte mir gegenüber das berührende Beispiel eines von Schmerzen geplagten Menschen an, der eine sehr schwierige und garstige Mutter hatte. Diese nahm jede Gelegenheit wahr, um ihn zu erniedrigen und an seine untergeordnete Rolle als Sohn zu erinnern. Als sie im hohen Alter im Sterben lag, hoffte er, endlich die von ihm seit Kindestagen heiß ersehnte Entschuldigung für ihre andauernden Abwertungen und Schimpfereien zu bekommen. Voller Hoffnung saß er an ihrem Sterbebett, sie gab ihm allerdings noch ein letztes Mal ordentlich verbal eins auf den Deckel. Erst nach dieser letzten bestürzenden Beziehungserfahrung war er bereit, sein bisher allen Widerständen zum Trotz aufrechterhaltenes Bild einer »guten Mutter« loszulassen. Zunächst kam die Trauer um seine Mutter und dann die Wut auf sie an die Oberfläche.

Doch was hat das mit dem Körper zu tun? Angetrieben von der kindlichen Hoffnung, wenn er nur genug investieren würde und liebenswert genug sei, würde sie ihm endlich eine gute Mutter sein, hatte er seine eigentlich sehr gesunden wütenden Regungen ihr gegenüber ins letzte Kämmerchen seines Unbewussten verdrängt. Die Schmerzen nahmen umso mehr ab, je besser sein Zugang zu seiner Wut wurde und je mehr er sich erlaubte, sie entsprechend zu durchleben. Körperliche Symptome können also, psychisch verstanden, als Grenze fungieren oder spezifische zwischenmenschliche Beziehungen symbolisieren.

Zurück zu Frau Manousakis: In einer Psychotherapie würde zu Beginn eine ausführliche Exploration ihrer Beziehungen durchgeführt werden, um sich dem Symbolgehalt der von ihr erlebten Schmerzen anzunähern. Im Anschluss ließe sich dann ein Fokus formulieren, der als Orientierung während ihrer Psychotherapie dienen könnte. Dieser könnte beispielsweise so lauten: »Ich bekomme im Kontakt mit bestimmten Personen regelmäßig [Bauchkrämpfe, Änderung durch Verf.], weil in mir unbewusst aggressive Regungen aufsteigen, die, würden sie in Worte gefasst, zu einem Beziehungsabbruch führen könnten.« (Wöller, 2022, S. 254)

Erste Anzeichen auf die Beziehungsgestaltung von Frau Manousakis finden sich übrigens bereits in der oben beschriebenen Szene: Ihre Eltern treten kurz auf ihre innere Bühne und bekommen in ihrem Gedankenspiel die Rolle der kritischen, eher abwertenden Stimmen zugewiesen. Ihr Freund glänzt durch physische Abwesenheit, was am Leerbleiben des zweiten Sessels im Behandlungszimmer symbolisch deutlich wird. Gleichzeitig legt er ihr einen Vorrat an Schokoriegeln an, was als fürsorgliche Geste verstanden werden kann. Bemerkenswert ist auch die Beziehungsgestaltung zwischen ihr und ihrem Hausarzt, die einerseits idealisierend (»Nur er versteht mich.«) und gleichzeitig distanziert wirkt: Sie nennt ihn nicht bei seinem Namen, sondern sagt nur »mein Hausarzt«.

Im besten Fall habt ihr jetzt eine Idee davon entwickelt, was es mit körperlichen Schmerzen psychischer Art auf sich haben könnte.

#OHNEFACHGEDÖNS: DER KÖRPER ALS SCHAUPLATZ DER PSYCHE

Körperliche Symptome wie Rücken- und Nackenschmerzen, Bauchschmerzen bis hin zu Lähmungserscheinungen können einen Hinweis auf (noch) unbewusste zwischenmenschliche Konflikte darstellen. Bei nicht feststellbaren körperlichen Ursachen kann eine Psychotherapie dabei helfen, diese Symptome zu übersetzen. Erst dann wird die gezielte Arbeit an jenen Ursachen möglich, die die Schmerzen bisher aufrechterhalten haben.

#reflexionfürdich:

Körper-Psyche-Bingo

Es ist faszinierend, wie hartnäckig sich der Dualismus von Körper und Psyche bis heute in den Köpfen der Menschen hält. Und das, obwohl der alltägliche Sprachgebrauch sehr deutlich zeigt, dass die beiden eng verbunden und nicht voneinander trennbar sind. Um auf das Zusammenspiel von Körper und Psyche und dessen Sichtbarkeit in der Sprache aufmerksam zu machen, habe ich ein Körper-Psyche-Bingo erstellt.
Viel Spaß!

Wie wird gespielt?

Kreuze ein Kästchen an, wenn du die entsprechende oder eine ähnliche Redewendung während einer Unterhaltung / einer Serie / einem Film oder einfach irgendwo im Alltag hörst. Auch wenn du dich selbst dabei ertappst, wie du eine der Redewendungen nutzt, darfst du ein Kreuz setzen.
Wenn du horizontal, vertikal oder diagonal fünf Kästchen in einer Reihe angekreuzt hast, rufe laut »Bingo!« und belohne dich mit etwas, was deinem Körper und deiner Psyche guttut.

Das ist doch zum Kotzen.	Das bereitet mir Kopfzerbrechen.	Ich habe die Nase voll davon.	Etwas stößt mir sauer auf.	Das geht mir auf den Sack / die Eierstöcke.
Da habe ich kein gutes Bauchgefühl.	Das schlägt mir auf den Magen.	Es ist zum Haareraufen.	Das bricht mir das Herz.	Etwas schnürt mir den Hals zu.
Sie hat einen nervösen Magen.	Ich habe einen Kloß im Hals.	Vor Angst mache ich mir fast in die Hose.	Da stimmt die Chemie.	Ich habe Schmetterlinge im Bauch.
Dem ist eine Laus über die Leber gelaufen.	Hat sie kalte Füße bekommen?	Er hat eine Bauchentscheidung getroffen.	Etwas sitzt mir im Nacken.	Ich gehe auf dem Zahnfleisch.
Da läuft es mir kalt den Rücken hinunter.	Etwas geht ihm an die Nieren.	Da geht mir das Herz auf.	Das bereitet mir Gänsehaut.	Mir platzt gleich der Kragen.

LITERATUR

Cleghorn, E. (2022). *Die kranke Frau: Wie Sexismus, Mythen und Fehldiagnosen die Medizin bis heute beeinflussen.* Verlag Kiepenheuer & Witsch.

Endometriose Vereinigung Deutschland e. V. (o. J.). »Was ist Endometriose?«. Abrufbar unter www.endometriose-vereinigung.de/was-ist-endometriose/ (letzter Zugriff: 13.08.2024).

Freud, S. (1923). »Das Ich und das Es«. In *Gesammelte Werke: Chronologisch geordnet (Bd. 13).* S. Fischer Verlag, S. 246–289.

Schultz-Venrath, U. (2021). *Mentalisieren des Körpers. Mentalisieren in Klinik und Praxis.* Klett-Cotta Verlag.

Storck, T., & Brauner, F. (2021). *Körpergefühl.* Psychosozial-Verlag.

Wöller, W. (2022). *Psychodynamische Psychotherapie. Lehrbuch der ressourcenorientierten Praxis.* Schattauer Verlag.

WUT

> »Ich habe zwei Energiequellen: die Wut und die Liebe. Man könnte denken, sie seien Gegensätze, dabei ergänzen sie sich. Ich schöpfe aus der einen, was ich in der anderen nicht finde.«
>
> *(Haddad, zitiert nach Chollet, 2023, S. 20)*

Ich war gerade erst nach Hause gekommen, als ich mich schon entkräftet auf unsere Küchenbank fallen ließ. Mit übernächtigten Augen suchte ich den Küchentisch nach der Tasse Kaffee ab, die ich mir heute früh aus dem Vollautomaten gelassen hatte. Mein Blick fiel auf das alltägliche Chaos, das die morgendliche Routine auf dem Küchentisch hinterlassen hatte: Ein von Kinderzähnen halbmondförmig angeknabbertes Stück Toast mit Butter und Marmelade lag achtlos hingeworfen neben dem ursprünglich dafür gedachten Teller, umgeben von unzähligen, sich in alle Richtungen ausbreitenden Krümelspuren. Wie Hänsel und Gretel folgte ich ihnen mit den Augen bis zu einem halb vollen Glas Milch, welches gefährlich nah an der Tischkante stand. Kurz hatte ich den Eindruck, dass das Glas mich provozieren wollte und gehässig damit drohte, sich über die Kante in die Tiefe zu stürzen. Jetzt fühlte ich mich schon von Gläsern angegriffen, nahm ich einigermaßen resigniert zur Kenntnis und suchte weiter. Zwischen alten Werbeprospekten, Buntstiften und Laras Lätzchen lagen noch vereinzelt Apfelschnitze vom Frühstück herum, die mittlerweile braun angelaufen waren. In dem Chaos wirkten sie wie kleine Schiffchen, die orientierungslos in diesem Frühstücksmeer vor sich hin dümpelten.

Meine Kaffeetasse konnte ich allerdings nirgends entdecken. Hatte ich mir etwa keinen Kaffee gemacht? Ich versuchte, mich zu erinnern, allerdings begann der heutige Morgen in meiner Erinnerung bereits zu verschwimmen, und eigentlich war ich auch viel zu müde, um mir jetzt darüber den Kopf zu zerbrechen. Ich schnappte mir einen Apfelschnitz und knabberte lustlos an ihm herum, was ein leicht säuerliches Bitzeln auf meiner Zunge hinterließ. Um den gärenden Geschmack wieder loszuwerden, schob ich lustlos den labbrigen Rest Marmeladentoast hinterher und scannte, während ich kaute, die Küche nach meinem Kaffee ab.

Was ich sah, trieb mir vor Verzweiflung beinahe die Tränen in die Augen. Geschirr türmte sich in wackligen Stapeln auf der Ablage über der Spülmaschine, die, bereits geöffnet, darauf wartete, von mir auf ewig aus- und wieder eingeräumt zu werden. Auf dem Herd standen noch die dreckigen Töpfe vom Vorabend, und in der Spüle stapelte sich alles, was sonst nirgends mehr Platz fand. Von meinem Kaffee allerdings keine Spur. Mein Blick fiel auf die über der Tür thronende, große runde Küchenuhr, und ich stellte stöhnend fest, dass ich schon wieder losmusste. Für einen kurzen Moment wollte ich die Zeiger der Uhr ausreißen und voller Wut zum stinkenden Abfall in den übervollen Mülleimer stopfen. Ich hatte es so satt, mich nach weiß Gott was allem, aber auf keinen Fall nach mir selbst zu richten. Ich fühlte mich wie eine Marionette, die im Sekundentakt von einem Termin zum nächsten gezogen wurde, ohne jegliche Möglichkeit, ihren eigenen Rhythmus zu finden. Widerwillig unterwarf ich mich dem machtvoll voranschreitenden Minutenzeiger und erhob mich schwerfällig. Mit einem Zug leerte ich das halb volle Glas Milch und stellte es beim Hinausgehen zu dem restlichen dreckigen Geschirr. Dann fiel mein Blick auf die Kaffeemaschine, und direkt daneben, versteckt hinter einer frisch geöffneten Kilopackung Espressobohnen, stand meine Kaffeetasse. In Aussicht auf einen zwar sicherlich kalten, aber nichtsdestotrotz kraftspendenden Schluck Koffein griff ich erleichtert nach ihr und setzte sie an meine Lippen. Doch anstatt der heiß ersehnten Flüssigkeit umspülte nur kühle Luft meinen Gaumen. Die Tasse war leer. Für einen frischen Kaffee reichte die Zeit nicht mehr, also stellte ich die Tasse entnervt zurück, schnappte Geldbeutel und Schlüssel und verließ die Wohnung.

Seit mehr als einem halben Jahr ging ich einmal pro Woche zu einer Psychotherapeutin. Die Tatsache, dass ich seit einem Jahr alleinerziehend war, machte diesen Umstand zu einer organisatorischen Höchstleistung. Es war tatsächlich nur deshalb möglich, weil ich einen Kitaplatz für meine zweijährige Tochter Lara hatte ergattern können. Und ihr großer Bruder Nils besuchte seit diesem Jahr die erste Klasse in der Grundschule ums Eck. Zudem war mein Arbeitgeber, was Arbeitszeit und -ort anging, seit der Corona-Pandemie um einiges flexibler geworden. Nur deshalb konnte ich also einmal pro Woche die Zeit für eine knappe Stunde Psychotherapie aufbringen. Und das klappte natürlich auch nur dann, wenn gerade niemand von uns dreien krank war. *Fingers crossed*, beschwor ich stumm mein Schicksal und machte mich, übermüdet und ohne Kaffee im System, auf den Weg.

»Dieses graue Wetter, der Regen, was für ein Trauerspiel die Natur gerade abzieht. Ich vermisse den Sommer, in dem ich die

Kids einfach einpacken und auf den Spielplatz oder in den Park gehen kann ...«, klagte ich meiner Therapeutin mein Leid, sobald ich ihr gegenüber Platz genommen hatte.

»Ja, das Wetter spielt Ihrer Situation wirklich nicht in die Karten«, sagte sie und blickte mich verständnisvoll an.

Ich versuchte, mir ein Gähnen zu verkneifen, und schwieg. Sie schwieg ebenfalls, was mich vor ein paar Monaten noch beunruhigt hätte. Doch mittlerweile hatte sich für mich die Qualität des Schweigens von bedrohlich-unangenehm zu einem Zustand des wohltuenden Innehaltens gewandelt. Diese Stille stand im krassen Kontrast zu meinem Alltag, und ich hatte mich erst daran gewöhnen müssen. Fühlte ich mich sonst eher wie eine Arbeiterbiene, die rund um die Uhr damit beschäftigt war, anderen zuzuarbeiten, durfte ich zumindest hier einmal gefühlt faul auf einer Blume rumhängen und meinen pelzigen, von Pollen bestäubten Körper in die Sonne halten. Diese geteilte Stille, in der ich im Gegensatz zu sonst keinerlei Verantwortung für mein Gegenüber trug – stattdessen wurde mir sogar etwas davon abgenommen! –, war für mich wie Nektar für die Bienen: ein wahrer Treibstoff für die Seele. Wir verharrten ein paar weitere Minuten schweigend, bis plötzlich ein Gedanke aus mir herauswollte.

»Wissen Sie, manchmal frage ich mich, warum ich mir das alles antue.«

»Was genau tun Sie sich denn an?«

»Keine Ahnung, diese ganze Schinderei ... Von einem Termin zum nächsten hetzen, zwischendurch meinem Chef zuarbeiten, dann um 14 Uhr endlich Laptop zu und zack, zur Kita, Lara abholen, dann direkt zur Oma, Nils einpacken, und dann Kinderbetreuung, was noch mehr Arbeit bedeutet, nur halt andere. Natürlich macht das auch Spaß, und ich liebe meine Kinder, aber der ganze Haushalt ... Da muss man gefühlt immer wieder von vorne anfangen. Ich weiß nicht, wie lange ich das noch durchhalte.« Ich rang einen Moment um Fassung, entschied mich dann aber dazu, die langsam aufsteigende Verzweiflung runterzuschlucken, und sagte mit einem Kloß im Hals: »Wissen Sie, mein Leben fühlt sich die meiste Zeit nach einem einzigen, riesigen Haufen Dreckwäsche an, den ich täglich Stück für Stück mühsam wegschaufeln muss, dabei aber nie, wirklich nie, fertig werde. Von der ganzen Arbeit habe ich vermutlich auch die immer wiederkehrende Sehnenscheidenentzündung in meiner rechten Hand, das ist zumindest die Einschätzung meiner Hausärztin. Aber es muss gemacht werden, und ich habe keine Ahnung, wie ich das ändern soll.« Ich hielt einen Moment resigniert inne und fuhr dann mit sehnsuchtserfüllter Stimme fort: »Beim Einschlafen stelle ich mir manchmal vor, wie ich auf dem Gipfel eines Berges sitze.«

»Wie sieht es auf dem Gipfel aus?«

»Ich bin dort nur von dem klaren Blau des Himmels sowie den wärmenden Strahlen der Sonne umgeben. Alles um mich herum ist absolut ruhig ... Ab und zu streichelt ein Windhauch meine Wangen.«

»Was ist das für ein Gefühl, wenn Sie dort oben sitzen?«

Ich brauchte einige Zeit, bevor ich antworten konnte. Der Himmel, die Sonne, der Wind ... So als ob jemand voller Liebe mit einer warmen Hand über meine Wangen strich. Diese Vorstellung ließ meinen Atem tiefer werden, und ich merkte, wie sich die kleinen Muskeln rund um meine Augenpartie ein wenig entspannten.

»Tröstend, also ein tröstendes Gefühl«, sagte ich und ließ für einen Moment das los, was ich sonst so verzweifelt zu kontrollieren versuchte. Ich erinnerte mich daran, dass mich meine Eltern als Kind regelmäßig auf Bergwanderungen mitgeschleppt hatten. Obwohl die Pfade durch Wälder und über Geröll oft mühsam und herausfordernd für mich waren, war es ein unbeschreibliches Gefühl, irgendwann oben zu stehen und »es geschafft« zu haben.

»An was denken Sie gerade?«, riss mich meine Therapeutin aus meinen Gedanken.

»Ich will endlich ankommen. Wann ist das alles geschafft, ist es jemals geschafft? Wenn ich in den Spiegel schaue, dann sehe ich nur eine entkräftete, dicke Person mit Augenringen, die bis zum Bauchnabel reichen. Jeder Tag fühlt sich erneut an wie die Besteigung des Mount Everest, allerdings komme ich immer nur bis zur Hälfte und muss dann kapitulieren.«

»Was machen Sie dann auf der Hälfte des Berges?«

»Keine Ahnung, es ist so, als ob ich mit letzter Kraft eine Windelfahne in die Höhe halte, auf der«, ich malte mit den Fingern Gänsefüßchen in die Luft, »*Super-Mum* draufsteht. Dann löst sich der Kleber der Windelfahne, sie öffnet sich und die ganze Scheiße wird vom Wind in alle Himmelsrichtungen verteilt.«

»Und dann?«

»Dann kommt garantiert von irgendwo eine Windböe und platsch, lieg ich wieder genau da, wo ich losgelaufen bin, am Fuß des Berges, mit meinem Gesicht im Dreck. Und alles geht von vorne los.«

»Sie wirken heute erregter als sonst.«

»Ja? O je, war das zu viel? Tut mir leid, ich weiß nicht, was heute in mich gefahren ist, das ist so gar nicht meine Art«, ruderte ich zurück und senkte unangenehm berührt den Blick. Mir war heiß geworden, und ich versuchte, mir mit meiner rechten Handfläche die glühende Stirn zu kühlen. Meine Hände waren meistens kalt. Manchmal hatte ich den Eindruck, dass mein Herz aus Trotz darauf verzichtete, die am weitesten von ihm entfernten Körperteile mit warmem Blut zu versorgen. Vielleicht war das seine Art zu sagen, dass es einfach nicht mehr genug Kraft hatte, um für eine ordentliche Blutzirkulation zu sorgen?

Meine kühle Hand ruhte gerade wohltuend auf der Stirn, als meine Therapeutin sich mit ruhiger Stimme erkundigte: »Warum entschuldigen Sie sich denn jetzt bei mir?«

»Na ja, war schon bisschen übertrieben von mir. So schlimm ist das gar nicht, ich bekomme das alles schon hin«, sagte ich verlegen und nahm die Hand wieder runter. Ich spürte die Augen meiner Therapeutin auf mir, doch ich konnte ihren Blick nicht erwidern. Irgendetwas in mir fühlte sich gerade sehr klein an, und was auch immer es war, es wollte auf keinen Fall gesehen werden. Ich versuchte, trotzdem den Kopf zu heben, aber der fühlte sich an wie ein zwanzig Kilogramm schwerer Betonsack, der die Stabilität meiner Nackenmuskulatur auf die Probe stellte. Kurz geisterte mir der Gedanke im Kopf herum, wie viel Gewicht meine Wirbel wohl noch aushalten konnten, bevor einer nach dem anderen dem Druck nachgab. Wie lange konnte meine Wirbelsäule einer imaginären Hydraulikpresse standhalten, bevor sie sich geschlagen geben und in hundert kleine spitze Knochenteile zersplittern würde? Ich wusste, was eine Hydraulikpresse war, weil mir mein Instagram-Algorithmus mal ein Video in meinen Feed gespült hatte, in dem eine solche Presse alle möglichen Sachen ganz langsam zerquetscht. Das anzuschauen hatte mich mit einer beängstigenden, aber beinahe genussvollen Zufriedenheit erfüllt.

Während ich mir gerade unfreiwillig vorstellte, wie es sich wohl anfühlte, wenn Knochensplitter die Muskulatur durchbohrten, sagte meine Therapeutin mit freundlicher, aber bestimmter Stimme: »Finden Sie nicht, dass Sie allen Grund dazu haben, sich über Ihre Situation aufzuregen?«

Ich brauchte einige Sekunden, bis ich die verstörenden Bilder vor meinem inneren Auge vertreiben konnte und ihre Worte überhaupt die Möglichkeit hatten, in die erste Reihe meines Bewusstseins vorzutreten. Verstohlen wagte ich einen kurzen Blick in ihre Richtung, und was ich sah, verblüffte mich. Ihr Gesichtsausdruck entsprach so gar nicht dem, was ich erwartet hatte. Von Ärger und Genervtheit fehlte jede Spur. Ich blickte ein zweites Mal auf und realisierte irritiert, dass ich vermutlich wirklich keine Verurteilung von ihr zu befürchten hatte. Im Gegenteil, sie sah mich geduldig und verständnisvoll, ja beinahe ermutigend an.

Mein Gesichtsausdruck musste Bände sprechen, denn sie fügte schmunzelnd, ohne jedoch an Ernsthaftigkeit einzubüßen, hinzu: »Das haben Sie gerade wohl zum ersten Mal gehört?«

Diese Frage schlug bei mir ein wie ein Blitz, und ich suchte nach den passenden Worten. »Na ja, ich bin ja zu Ihnen gekommen, weil ich so unglaublich traurig war. Aber ich merke gerade, dass ich kaum noch traurig bin, sondern zunehmend wütend, also, glaube ich zumindest ... Ist das ein gutes Zeichen? Ich meine, das ist komplettes Neuland für mich, so ungehalten zu sein.«

»Sie kennen das also normalerweise nicht von sich, sagen wir mal, im weitesten Sinne wütend über etwas oder auf jemanden zu sein?«

»Ehrlich gesagt, nein«, stellte ich einigermaßen erstaunt fest und fragte mich, ob ich eigentlich jemals richtig wütend gewesen war.

»Wie wurde denn in Ihrer Kindheit mit Wut umgegangen?«

»Wie meinen Sie das?«, fragte ich nach, um Zeit zu gewinnen.

»Durften Sie Ihre Wut zeigen? Wie haben Ihre Eltern reagiert, wenn Sie wütend waren?«

»Äh, also meine Brüder, ja, die waren wütend, haben sich geprügelt und so, aber ich, nee, ich war nicht wütend. Ich glaube, ich wusste gar nicht, wie das geht. Ich habe eher geheult oder war traurig. Mein Vater war schon damals still und zurückhaltend. Ich glaube, er hat das meiste mit sich und dem Alkohol ausgemacht. Ab und zu wurde er laut, aber dann meistens meinen Brüdern gegenüber. Mich hat er irgendwie verschont ...« Ich dachte kurz nach und fuhr dann fort: »Ich weiß, ehrlich gesagt, nicht genau, warum. Vielleicht, weil ich die einzige Tochter war?«

Meine Therapeutin sagte dazu nichts, zeigte mir aber, dass mein Erklärungsversuch bei ihr angekommen war. Zumindest kam es mir so vor, denn sie legte ihren Kopf ein wenig schief und blickte mich aufmerksam an.

Mittlerweile hatte ich gelernt, dass das Ausbleiben eines sofortigen Nickens, Bestärkens oder Bejahens meiner zahlreichen Hypothesen durch sie nicht automatisch bedeutete, dass ich Nonsens gefaselt hatte. Zu Beginn hatte mich das ziemlich irritiert. Da wollte ich schnelle Reaktionen und fixe Lösungen auf dem Silbertablett serviert bekommen, um dann einen Haken dahinter machen zu können. Ziemlich schnell musste ich allerdings lernen, dass eine Psychotherapie so in der Regel nicht funktionierte. Schnelle Lösungen konnten zwar kurzfristige Erleichterung und ein Gefühl von Kontrolle bedeuten, aber langfristig bewirkten sie bei schwerwiegenden psychischen Problemen herzlich wenig. »Am Wesentlichen vorbei behandeln« hatte meine Therapeutin das genannt. Wenn sie also mal nicht sofort antwortete, so viel wusste ich jetzt, dann wollte sie sich, aber vor allem mich selbst davor schützen, allzu voreilige Schlüsse zu ziehen.

Mir kam eine Kollegin aus meiner Zeit als wissenschaftliche Mitarbeiterin in den Sinn, die eigentlich immer auf irgendwen oder irgendwas wütend gewesen war. Das fand ich einerseits unangenehm, hatte mich aber auch beeindruckt. Eigentlich wollte ich an der Universität bleiben und mich dort verwirklichen, aber dann war ich ungewollt mit Nils schwanger geworden, und es war für alle irgendwie klar gewesen, dass ich zuhause blieb und mich um Haushalt und Kind kümmerte. Der Gedanke trieb meinen Puls jetzt allerdings ordentlich in die Höhe. Meine Güte, heute bin ich echt geladen, dachte ich kopfschüttelnd.

»Wie ist denn Ihre Mutter mit Wut umgegangen?«, fragte meine Therapeutin in diesem Moment.

»Puh«, seufzte ich und dachte nach. Während ich überlegte, löste ich den Haargummi, der meine, wie ich spürte, verdammt fettigen Haare zusammenhielt, um sie anschließend wieder zu einem Dutt zu binden. Wann hatte ich das letzte Mal geduscht? Sonntagabend? Oder war das doch schon Freitag gewesen? Ich konnte mich nicht erinnern. Der Dutt war meine Nachdenk-Grübel-Konzentrationsfrisur. Ich hatte schon öfter festgestellt, dass ich in Situationen, die meine ganze Aufmerksamkeit erforderten, meine Haare zu einem Dutt verknotete. Warum das so war, konnte ich nicht genau sagen. Irgendwie fühlte ich mich dann stärker, besser gewappnet für das, was bevorstand. Vielleicht war es so eine Art Kampffrisur? Hatten japanische Sumoringer nicht auch oft einen Dutt?

Plötzlich polterte es laut in der Wohnung über uns, und ich zuckte zusammen. Das Adrenalin befand sich bereits in den Startlöchern, als ich mich mit einem Blick zu meiner Therapeutin vergewisserte, dass kein Grund zur Sorge bestand. Sie erklärte mit ruhiger Stimme: »Das kommt immer mal wieder vor, die Mieter im ersten Stock haben Kinder.«

»Kenne ich irgendwoher«, sagte ich etwas trockener als beabsichtigt und beruhigte mich, während sich das Adrenalin wieder abbaute.

Meine Therapeutin nickte schmunzelnd. Keine von uns beiden sagte etwas. Ich hatte den Eindruck, dass das Wir, das sie als Therapeutin und mich als Patientin verband, durch diesen kleinen Vorfall spürbarer geworden war. Mir fiel ein, dass sie mich etwas gefragt hatte, aber mir war entfallen, was. Fieberhaft dachte ich nach, doch je mehr ich gedanklich suchte, desto leerer wurde mein Kopf. Dieses gefühlte Nichts war unerträglich, was komisch war, denn eigentlich war da nur Leere, aber gleichzeitig fühlte es sich furchtbar an, also musste ja eigentlich irgendetwas dort sein, oder? Jetzt ist es aber gut!, tönte eine strenge Stimme in meinem Kopf. Von mir selbst und meinen um die Wette rennenden Gedanken genervt, schüttelte ich den Kopf.

»Es tut mir furchtbar leid, aber könnten Sie Ihre Frage von eben noch einmal wiederholen?«, bat ich.

»Gern«, sagte sie ohne einen Hauch Vorwurf in der Stimme. »Ich hatte Sie gefragt, wie Ihre Mutter mit Wut umgegangen ist.«

Dieses Mal überlegte ich nicht lange und machte einen Köpfer in die ersten Ideen, die mir kamen. »Ich glaube, sie hätte nie offen gezeigt, dass sie wütend ist. Sie war immer sehr kontrolliert und eher abwesend. Wenn wir Kinder Unsinn gemacht haben oder ihr auf die Nerven gingen, hat sie meistens mit Ignorieren reagiert. Manchmal wusste ich auch gar nicht, warum. Jedenfalls hat sie mich dann tagelang wie Luft behandelt.«

Meine Therapeutin hatte einen dieser vielsagenden Blicke aufgesetzt, die ich mittlerweile ein wenig interpretieren konnte. Ich musste gerade etwas Bedeutsames gesagt haben. Ich schaute sie erwartungsvoll an, und sie erwiderte meinen Blick mit wachen Augen. Obwohl sie nichts sagte, war sie präsent, das spürte ich ganz deutlich. Ihr Schweigen verlieh der Stille erneut eine Art Aufforderungscharakter, und ihr Blick sagte: Ich traue Ihnen das zu, Sie bekommen das mittlerweile auch ohne meine Hilfe hin.

Und wenn ich ehrlich war, hatte ich tatsächlich schon eine Ahnung, auf was sie hinauswollte. Doch ein Teil von mir sträubte sich gegen die sich zwar langsam, aber dennoch sicher ankündigende Erkenntnis. Also erzählte ich einfach weiter – dieses Mal ganz ohne Aufforderung.

»Meine Eltern waren auch selten wütend aufeinander, also zumindest nicht so, wie man es sich vorstellt, mit Streiten und so. Wenn es Konflikte gab, dann war das eher ein andauerndes gegenseitiges Sticheln. Man wusste nie, womit es angefangen hatte oder wann es wieder aufhören würde. Die Stimmung zuhause war dann so aufgeladen, dass ich als Mädchen immer wie auf Zehenspitzen durch unsere Wohnung huschte. Kennen Sie das Spiel ›Der Boden ist Lava‹?«

Sie nickte und hörte mir aufmerksam zu.

»Das liebt Nils. Aber bei uns zuhause fühlte es sich wirklich so an. Ein falscher Tritt, und es bestand die Gefahr, sich tatsächlich die Füße zu verbrennen, obwohl nie was Schlimmes passierte, wir wurden nicht geschlagen oder so.«

Während ich vor mich hinredete, hatte ich plötzlich das dringende Bedürfnis, meinen Nacken zu massieren. Ich führte meine Fingerkuppen einige Male von oben nach unten an meiner Halswirbelsäule entlang. Dann verschränkte ich meine Hände im Nacken und ließ das Gewicht meines Kopfes nach hinten fallen. So gestützt fiel es mir leichter, mich dem hinzugeben, was sich innerlich anbahnte.

»Wenn ich das alles betrachte, dann frage ich mich echt, wie ich das so lange ausgehalten habe. Im Rückblick erscheint mir unser Familienleben furchtbar einengend, so unfrei.«

Als ich den Satz beendet hatte, wartete ich geduldig darauf, dass sich die Trauer einstellte, die mich schon mein ganzes Leben begleitete. Zu Beginn der Therapie hatte ich im Grunde jede Sitzung durchgeheult: ein paar Worte, dann Tränen, dann Schnäuzen, dann wieder ein paar Worte, ein Satz meiner Therapeutin und wieder Tränen und immer so weiter. Gefühlt hätte ich ganze Schwimmbäder füllen können. Damals war ich der festen Meinung gewesen, dass irgendein mir noch nicht bewusstes Kindheitstrauma der Grund für meine Traurigkeit sein müsse. Diesen fixen Gedanken hatte ich aus einem der vielen Psychologie-Selbsthilfe-Podcasts, die ich aus Verzweiflung und auf der Suche nach Lösungen in den letzten Jahren gehört hatte.

Bis zu Nils' Geburt hatte ich sehr gerne gelesen. Aber danach ging das nicht mehr. Zu wenig Zeit? Oder zu wenig Kopf? Oder beides? Genau wusste ich es nicht. Jedenfalls gab mein mit Basketball, Schule, Kita, Lohn- und Care-Arbeit vollgestopfter Alltag einfach keine ruhige Leseminute mehr her. Laut meiner Therapeutin war meine Situation als alleinerziehende, berufstätige Mutter schon Grund genug, um einmal die Woche fünfzig Minuten durchzuheulen. Mein Alltag war faktisch alles andere als leicht, das konnte ich mir mittlerweile eingestehen. Trotzdem brauchte es einige Zeit und sehr viele warme Worte meiner Therapeutin, bis mir klar wurde, dass es vielschichtige Gründe gab, warum es Menschen schlecht ging. Und ein Trauma, was auch immer man darunter verstehen mochte, konnte, musste aber nicht der Grund dafür sein.

Heute jedoch blieben die Tränen aus. Ich löste meine noch immer im Nacken verschränkten Hände und strich mit der Fingerkuppe meines rechten Zeigefingers über mein rechtes Augenlid. Da war nichts, alles war trocken.

»Sie sehen verwundert aus. Was passiert gerade?«, fragte meine Therapeutin interessiert.

Ich zögerte einen Moment, bevor ich antwortete. »Ich ... ich dachte eigentlich, ich muss weinen. Aber irgendwie kommt da nichts.«

»Wollen Sie versuchen, zu beschreiben, was Sie gerade wahrnehmen?«

»Wenn ich jetzt so darüber nachdenke, bin ich vielleicht gar nicht traurig?«

Sie nickte ermutigend und sagte: »Und weiter?«

»Ähm, also es fühlt sich an, als ob etwas in mir unruhig wird, irgendwie als ob etwas ...« Ich rutschte auf meinem Stuhl hin und her. »... Als ob etwas, das lange in Ketten gelegt war, jetzt aus mir raus will.« Ich stutzte und schämte mich für diese in meinen Augen ziemlich abwegig klingende Antwort. »Das klingt komisch ... Verstehen Sie, was ich meine?«, schob ich verunsichert nach und schaute meine Therapeutin Hilfe suchend an.

»Ich glaube, wir sind gerade an etwas sehr Wichtigem dran. Vielleicht beschreiben Sie es noch weiter mit Ihren eigenen Worten.«

Ich versuchte, mich auf das Gefühl – oder was auch immer das da in mir drinnen war – zu konzentrieren, und merkte, wie es stärker wurde und sich weiter ausbreitete. Ich musste schlucken und spürte dabei, dass mein Kiefer wie zubetoniert war. Ich klappte ihn mühsam auf und versuchte ihn zu lockern, indem ich ihn ein paar Mal von rechts nach links bewegte. Knick, knack, knick, knack, ruckelte mein Gebiss sperrig hin und her. Für eine Millisekunde blitzte ein mentaler Post-it mit der Aufschrift *Beißschiene wieder öfter tragen* in meinem Hinterkopf auf, verschwand dann aber von der Bildfläche. Um Klarheit kämpfend, kniff ich einmal die Augen zu und öffnete sie dann wieder. Was tat sich da in mir? Und warum war mir plötzlich so warm? Und warum wollte meine Therapeutin eigentlich immer alles so genau wissen?

»*Fuck it!*«, entfuhr es mir plötzlich lautstark. Die Heftigkeit meiner Stimme traf mich völlig unerwartet. Entsetzt schlug ich mir die Hände vor den Mund und starrte meine Therapeutin mit vor Schreck weit aufgerissenen Augen an. Hatte ich das gerade ernsthaft gesagt? Doch meine Therapeutin schien nicht im Geringsten so entsetzt über meinen spontanen Ausbruch zu sein wie ich. Ganz im Gegenteil, sie lächelte mir sogar ermutigend zu und schien, vorausgesetzt ich bildete es mir nicht ein, möglicherweise irgendwie sogar erleichtert zu sein. War das möglich?

Sie nahm der Situation den Schrecken, indem sie mit einem Augenzwinkern sagte: »Jetzt haben Sie sich aber ganz schön vor sich selbst erschreckt.«

»Ja, tut mir leid, heute ist der Wurm drin.«

»Sie entschuldigen sich schon wieder«, merkte sie mit hochgezogenen Augenbrauen an, was ihr einen leicht mahnenden Gesichtsausdruck verlieh. »Ich frage mich, und zwar nicht zum ersten Mal in der heutigen Stunde, für was Sie sich entschuldigen«, fuhr sie fort.

Ich dachte einige Sekunden nach und sagte: »Weiß nicht, ist mir gar nicht so aufgefallen.«

»Haben Sie nicht jedes Recht dazu, *Fuck it!* oder weiß der Geier was zu rufen, um Ihre, ich benenne das jetzt mal ausnahmsweise für Sie, Wutgefühle zu formulieren?«

Das *Fuck it!* wirkte aus ihrem Mund ein wenig unbeholfen, was wohl an unserem Altersunterschied lag. Sie ging bereits auf die siebzig zu, und solche Ausdrücke zählten vermutlich nicht zu ihrem alltäglichen Vokabular.

»Danke, das zu hören, tut gut«, sagte ich, gerührt von ihrer Anteilnahme.

»Dafür müssen Sie sich nicht bei mir bedanken. Wut ist ein unglaublich wichtiges Gefühl, das Ihnen genauso zusteht wie Ihren Brüdern damals. Natürlich heißt das nicht, dass Sie jetzt mit einem Baseballschläger randalierend durch die Stadt laufen sollten, aber ich denke, Sie wissen, wie ich das meine.«

Noch während sie sprach, drängte sich das Gesicht meines Expartners, dem Vater von Nils und Lara, in mein Bewusstsein. In meiner Erinnerung steht er im Wohnzimmer, wild gestikulierend und mit wutverzerrtem Gesicht. Nils versteckt sich weinend hinter meinen Beinen, und ich stehe dazwischen, mit der ein paar Monate alten Lara auf dem Arm. Ich rede beschwichtigend auf ihn ein und versuche, ein Schutzschild für meinen Sohn zu bilden.

Wehmütig fragte ich mich, warum ich das so lange mitgemacht hatte, und sagte an meine Therapeutin gewandt: »Ich musste gerade an meinen Ex denken. Ich hätte ihm viel früher den Laufpass geben sollen. Er war die meiste Zeit wegen irgendwas oder auf irgendwen wütend, bevorzugt auf mich oder die Kinder. Rückblickend wirkt die ganze Beziehung wie ein einziger Albtraum, aus dem ich allerdings gerade noch rechtzeitig aufgewacht bin. Wenn ich mir eines vorgenommen habe, dann, dass ich nie so werde wie er.«

»Das verstehe ich. Besteht bei Ihnen denn Grund zur Sorge, dass Sie so werden wie er?«

»Na ja, vermutlich nicht.«

»Vermutlich?«

Ich überlegte kurz. »Nein, sicher nicht«, sagte ich dann kopfschüttelnd.

Sie nickte. »Wissen Sie, es gibt unterschiedliche Möglichkeiten, mit Wut umzugehen. Wut an sich fühlt sich zwar tendenziell eher unangenehm an, ist aber in Maßen gesund und gehört genauso zum Leben dazu, wie all die Gefühle, die wir als eher angenehm erleben, Freude zum Beispiel. Wut ist ein wichtiger Marker für Situationen, in denen beispielsweise die eigenen Grenzen nicht gewahrt werden oder Gefahr droht. Es ist ein bestärkendes Gefühl und ermöglicht mitunter sogar Wehrhaftigkeit, die in gefährlichen Situationen überlebenswichtig sein kann.«

»Auf die Wut, die ich bei meinem Ex kennengelernt habe, kann ich guten Gewissens verzichten, wenn Sie mich fragen«, warf ich mit einem bitteren Unterton ein.

»Ja, das glaube ich Ihnen. So wie Sie ihn schildern, hatte er seine Wut, in seinem Falle würde ich von destruktiver Aggression sprechen, nicht unter Kontrolle.«

»Aber warum hat er sich so verhalten? Mir gegenüber würde ich es noch irgendwie verstehen, aber warum den Kindern gegenüber?«

»Dafür kann es viele Gründe geben. Da Ihr Ex allerdings nicht mein Patient ist, kann ich Ihnen keine abschließende Antwort geben.«

»Und allgemein?«

»Das ist von Person zu Person unterschiedlich. Zum Beispiel können Menschen, die selbst über lange Zeit zerstörerischen Aggressionen in Form von emotionaler oder körperlicher Gewalt ausgesetzt waren, eine existenzielle Vernichtungsangst entwickeln. Man stelle sich ein vierjähriges Kind vor, das von den Eltern häufig körperlich bestraft wird, zum Beispiel durch Schläge.«

Ich lauschte gebannt.

»Dabei sind vor allem die ungleich verteilten Machtverhältnisse zu beachten. Das Kind ist den Eltern hoffnungslos unterlegen und zudem von ihnen abhängig: Es braucht die emotionale Fürsorge in Form von Liebe und Zuneigung, aber auch die ganz konkrete Versorgung mit Nahrungsmitteln und Ähnlichem. Es kann nicht einfach aus der Haustür hinaustreten und sagen ›Ihr könnt mich mal!‹, das würde es im schlimmsten Fall nicht überleben.« Sie machte eine Pause und fragte: »Ist das bisher verständlich?«

Ich nickte eifrig und signalisierte ihr so, dass sie mit ihren Erläuterungen fortfahren sollte.

»Es gibt eine Reihe an Schutz- beziehungsweise Abwehrmechanismen, die Kinder in solchen Situationen unbewusst anwenden, um das Leben zuhause erträglicher zu gestalten. Manche perfektionieren die Fähigkeit, sich den Bedürfnissen ihrer Eltern nahtlos anzupassen. Sie unterwerfen ihre eigenen Bedürfnisse den vermeintlichen Wünschen der Eltern. Das gilt übrigens nicht nur für Kinder. Auch Menschen, die im Erwachsenenalter Gewalterfahrungen machen, zum Beispiel im Fall von häuslicher Gewalt, entwickeln mitunter diese Strategien. So verschaffen sie sich ein Gefühl von Kontrolle, das im krassen Gegensatz zu der bei Gewalt oft erlebten Ohnmacht steht. Das sind dann zum Beispiel die oft sehr verantwortungsbewussten und angepassten *People pleaser*, die immer versuchen, es allen anderen recht zu machen, sich selbst und die eigenen Bedürfnisse dabei allerdings stark vernachlässigen.«

»Also ein *People pleaser* war mein Ex sicher nicht …«, sagte ich verächtlich und verschränkte die Arme.

Als ich so dasaß, realisierte ich langsam, dass meine Therapeutin damit möglicherweise gar nicht meinen Ex gemeint hatte. Unsicher knabberte ich an meinem rechten Daumennagel und sagte: »Sorry, das haben Sie vermutlich nicht damit gemeint.«

»Sie entschuldigen sich heute wirklich oft …«, sagte sie, und ich brauchte einen Moment, um meine Gedanken zu ordnen, bevor ich ihr zähneknirschend recht geben konnte.

»Jetzt, wo Sie es sagen, ja, sorry, stimmt.«

Sie schaute mich an. Ich starrte zurück. Sie legte ihren Kopf schief. Und während ich mich fragte, was sie denn jetzt hatte, bemerkte ich, was ich gerade gesagt hatte.

»O Mann, ich bin echt blöd, sorry, jetzt … Nein, ah, ich habe es schon wieder gemacht.« Vor lauter Angst, mich direkt wieder zu entschuldigen, verstummte ich von jetzt auf gleich und schüttelte mit zusammengepressten Lippen den Kopf.

»Alles okay?«

»Ja, alles okay. Ich glaube, ich habe verstanden, was Sie meinen«, seufzte ich und fragte, auch um von mir selbst abzulenken: »Aber was ist mit meinem Ex? Warum ist der so drauf?«

»Ich muss noch einmal betonen, dass ich das aus der Ferne nicht beurteilen kann. Aber ein anderer möglicher Umgang, um aus der passiven Rolle des wehrlosen ›Opfers‹ herauszukommen, ist, in die zwar angreifende, dadurch aber immerhin weniger ohnmächtige Position des ›Täters‹ zu wechseln. Das erklärt auch, warum Kinder, die Gewalt erfahren haben, im Erwachsenenalter tragischerweise ein leicht erhöhtes Risiko haben, selbst gewalttätig zu werden.«

»Sie meinen, diejenigen, die selbst geschlagen wurden, schlagen auch ihre Kinder?«

»Nein, nicht automatisch. Einige finden auch andere Wege, mit der erfahrenen Gewalt umzugehen. Aber man hat herausgefunden, dass sie zur Risikogruppe gehören, ja.«

»Gut, aber mein Ex hat die Kids ja nicht geschlagen.«

»Es gibt auch viel subtilere, beinahe unsichtbare Formen von Gewalt, die aber mindestens genauso schlimme Folgen für die Betroffenen haben können. Das nennt sich dann emotionale Gewalt.«

Ohne dass ich es wollte, drängte sich das abgezehrte, maskenhafte Gesicht meiner Mutter in mein Bewusstsein. Doch ich schob es energisch beiseite und sagte provozierend: »Aber wenn Sie das so erklären, heißt das, dass mein Ex vielleicht eine schwierige Kindheit hatte und deshalb nichts dafürkann, dass er so mit Nils, Lara und mir umgegangen ist?«

»Hier muss ich mit einem ganz klaren Nein antworten, denn schwierige Kindheit hin oder her, ab einem gewissen Punkt liegt es in der Hand der Erwachsenen, Verantwortung für das eigene Verhalten zu übernehmen und sich, im Falle von Selbst- oder Fremdgefährdung, entsprechend Hilfe zu holen.«

Das Gesicht meiner Mutter wollte nicht verschwinden. Starr und ausdruckslos schaute sie durch mich hindurch. Ihre Kälte schien auf mich überzugehen, und ich fröstelte.

Die Worte meiner Therapeutin hallten in der Leere wider, die sich in den letzten Minuten in meinem Inneren ausgebreitet hatte. Sie taxierte mich besorgt und stellte fest: »Sie sind blass geworden.«

Ich wollte etwas darauf erwidern, fand aber nicht die richtigen Worte. Es war, als ob das Stummsein meiner Mutter auf mich übergegangen war. Stattdessen breitete sich in mir ein bohrender Schmerz aus, der mir fast den Atem raubte.

»Was geht in Ihnen vor?«, erkundigte sich meine Therapeutin, die offensichtlich erkannte, dass mich etwas beschäftigte.

Ich nahm alle meine Kraft zusammen. »Ich ... ich, irgendwas tut gerade einfach nur weh«, presste ich heraus.

Sie nickte voller Anteilnahme, wirkte dabei aber nicht verängstigt, was mich wiederum beruhigte.

»Atmen Sie gerade?«, fragte sie und zeigte mit einem Kopfnicken in Richtung meiner, wie ich jetzt merkte, angespannten Bauchdecke. Ich schüttelte den Kopf, und sie sagte: »Legen Sie Ihre Hand auf Ihren Bauch und atmen Sie mit mir zusammen.«

Ich folgte ihr mechanisch, während sie mich mit Worten führte: »Tief durch die Nase einatmen, ja, genau so. Und jetzt, alle Luft wieder durch den Mund ausatmen, pfffff. Und noch mal von vorne.«

Ich gehorchte, und sie fuhr mit ruhiger Stimme fort: »Tief einatmen, versuchen Sie, Ihre Hand mit Ihrem sich hebenden Bauch herauszudrücken. Jaaa! Genau so, und wieder aus, pfffff ...«

Sie schloss die Augen und machte im Stillen weiter, was mich ermutigte, meine ebenfalls zu schließen und mich ganz meinem Atem hinzugeben. Nach ein paar tiefen Atemzügen öffnete ich die Augen wieder.

»Mir kam gerade Lara in den Sinn. Dieser Moment, wenn ich sie in der Kita abliefere, diese tiefe Verzweiflung, die dann für ein paar Minuten aus ihrem brüllenden Gesichtchen spricht ...«

»Für was steht diese Verzweiflung in Ihren Augen?«

»Na ja, sie will nicht, dass ich gehe.«

»Also ist sie traurig? Oder ängstlich?«

Obwohl ich mich in den Sitzungen manchmal sogar danach sehnte, dass meine Therapeutin konkrete Ansagen machte, störten mich ihre Interpretationsversuche in diesem Moment. Nein, darum geht es nicht. Völlig falsch!, zeterte ich stumm in mich hinein und sagte dann ungeduldig: »Nee, nein, das ist es nicht.«

Sie nickte und schwieg, was mir Zeit gab, meine Gedanken und Gefühle zu ordnen. Ich registrierte, wie der Drang, mich bei ihr zu entschuldigen, erneut meine Stimmbänder emporkletterte. Es fühlte sich an wie ein Männchen, das die Entschuldigung auf den Rücken geschnallt hatte und sich behände Richtung Mund hochzog. Nein, dieses Mal nicht!, entschied ich, und das Männchen verlor seinen Halt und stürzte in die Tiefen meines Brustkorbs. Plötzlich waren meine Stimmbänder wieder frei und ich sagte bestimmt: »Nein, Lara ist zutiefst verunsichert und enttäuscht, wenn ich sie in der Kita abliefere. Und zu Recht sauer, dass ich sie dort allein zurücklasse, das fühlt sich furchtbar an. Aber meine Situation zwingt mich dazu, es geht nicht anders ...«

»Lara dort jeden Tag abzugeben, ist bestimmt nicht leicht. Allerdings scheint sie dort gut aufgehoben zu sein, unter Gleichaltrigen und mit engagierten Erzieher:innen. Oder macht sie auf Sie einen schlechten Eindruck, seitdem sie in der Kita ist?«

Ich ließ ihre Frage unbeantwortet und musste mich innerlich sammeln für das, was sich jetzt ankündigte.

»Ich habe eine höllische Angst, genauso zu werden wie meine Mutter. Als Sie vorhin gefragt haben, wie meine Mutter drauf war, da habe ich mich erinnert ... Halleluja, das war nicht gerade liebevoll und fürsorglich, so wie man sich das von einem Elternteil wünscht. Jetzt, da ich selbst Kinder habe, frage ich mich, was in ihrem Kopf los war, dass sie so hart zu mir war. Wie kann man nur?«, fragte ich vorwurfsvoll in den Raum hinein und ergänzte: »Wenn ich mir vorstelle, so mit Lara oder Nils umzugehen, dann läuft es mir buchstäblich kalt den Rücken hinunter. Es bricht mir das Herz ... Und das Krasseste überhaupt ist ja, dass ich meine Mutter bisher immer ganz okay fand. Ich meine, mit meinem Vater war ich eh noch nie besonders eng, aber wirklich, ich werde so krass wütend, wenn ich mir vorstelle, jemand würde mit meinen Kindern so umgehen, wie sie es mit mir getan hat ... Was zur Hölle?!« Das letzte Wort schrie ich beinahe, widerstand aber auch dieses Mal tapfer dem sich bereits wieder ankündigenden Drang nach reuevoller Entschuldigung. Und da ich gerade so in Fahrt war, holte ich tief Luft und machte meinem Ärger weiter Luft. »Und die sollten sich gefälligst mal bei mir entschuldigen für dieses Trauerspiel an Kindheit, das sie mir geboten haben. Punkt!« Die Worte schossen nur so aus meinem Mund heraus. Mann, tat das gut!

Meine Therapeutin widersprach nicht und schien auch kein Problem mit meiner Reaktion zu haben. Sie schien auf etwas zu warten, auf was genau, wusste ich allerdings nicht. Es verstrichen noch einige Sekunden, ehe sie, nicht ohne eine gewisse Genugtuung in der Stimme, sagte: »Gut, Sie haben sich den Raum genommen, der Ihnen zusteht.« Dann machte sie eine kurze Pause, so wie sie es manchmal tat, um mir mehr Zeit zu geben, das Gesagte zu verarbeiten. Schließlich fügte sie scherzhaft, aber mit deutlich hörbarer Anerkennung im Ton hinzu: »Und diesmal ganz ohne Entschuldigung.«

Diese Aussage entlockte selbst mir ein schiefes Grinsen, und ich stieß erleichtert den Atem aus.

»Und ich dachte jetzt schon, ich sei über das Ziel hinausgeschossen, denn hier ist jetzt auch nicht alles erlaubt, oder?«

»Da müssen Sie sich keine Sorgen machen, glauben Sie mir. Ich habe schon ganz andere Dinge erlebt.«

»Hm, okay.«

»Mit jeder Entschuldigung nehmen Sie zurück, was Sie davor gesagt oder gefühlt haben. Das ist so, als würden Sie einem Schmetterling, der gerade versucht zu starten, die Flügel immer wieder stutzen. Es gibt Menschen, die müssen lernen, sich zurückzunehmen und sich auch mal zu entschuldigen, zu denen gehören Sie allerdings meiner Einschätzung nach nicht. Zumindest ist das nicht Ihre Hauptbaustelle. Alles, was Sie heute hier gesagt oder gezeigt haben, war vollkommen im Rahmen und überhaupt nicht abwegig. Im Gegenteil, es war sogar sehr gut nachvollziehbar. Ich möchte Sie also dazu ermutigen, Raum einzunehmen, ohne direkt im Anschluss die Tür mit einer Entschuldigung zu verrammeln.« Sie wartete einen Moment und fragte dann: »War das verständlich?«

»Ja, danke, ich werde es versuchen.«

»Okay. Dann sehen wir uns nächste Woche.«

»Bis nächste Woche«, erwiderte ich, und wir erhoben uns von unseren Sesseln.

Sie ging zur Tür und öffnete sie für mich. Seit Corona war das so, auch hatten wir uns den Händedruck zum Abschied wie auch zur Begrüßung abgewöhnt und ihn einvernehmlich noch nicht wieder aufgenommen. Wir nickten uns zu und sie wünschte mir eine gute Woche.

Ich verließ die Praxis deutlich beschwingter, als ich sie vor fünfzig Minuten betreten hatte. Was für ein lebendiger Zustand, von der mich zuvor lähmenden drückenden Ohnmacht war nichts mehr zu spüren.

Doch schneller, als ich schauen konnte, ploppten in meinem Kopf nach und nach alle To-dos auf, die heute noch auf mich warteten, von dem Chaos in der Küche ganz zu schweigen. An meinem kleinen grünen Auto angekommen, sperrte ich auf und klemmte mich hinter das Lenkrad.

Als ich so dasaß, die Autotür noch offen, merkte ich, dass ich noch nicht bereit war, dieses gute Gefühl direkt wieder von meinem Alltag schlucken zu lassen. Ich wollte es noch ein wenig erhalten. Ich zögerte einen Moment und warf einen Blick über den ausgestorbenen Parkplatz. Als ich sicher sein konnte, dass niemand in Hörweite war, erlaubte ich mir ein für mein Empfinden sehr lautes »Verdammte Scheiße!«. Dann zog ich die Fahrertür zu, schnallte mich an, steckte den Schlüssel ins Schloss und drückte, begleitet von einem lauten Aufheulen des in die Jahre gekommenen Motors, auf das Gas. So verwegen und lebendig hatte ich mich schon lange nicht mehr gefühlt.

DAS TRANSFORMATIVE POTENZIAL DER WUT

Gefühle spielen eine zentrale Rolle im zeitgemäßen Verständnis psychischer Störungen. Insbesondere aggressive Gefühle machen »einen großen Teil des alltäglichen Lebens« (Mentzos, 1992, S. 24) aus und können, bewusst oder unbewusst, eine wichtige Rolle in der Entstehung und Aufrechterhaltung psychischer Störungen spielen.

Bei Aggressionen denkt man sofort an rot angelaufene Köpfe mit bedrohlich weit aufgerissenen Augen, an randalierende Fußball-Ultras, prügelnde Männer oder Porzellan, das durch die Küche fliegt und an der Wand zerschellt. Oder an Krieg und Ausbeutung. Doch nicht alle Aggressionen führen zwangsläufig zu Gewalt; vielmehr bilden sie ein komplexes und mehrschichtiges Konstrukt, das sich auf verschiedene Weise ausdrücken kann.

Die Definitionen von Aggression, die sich durch die Literatur ziehen, variieren je nach wissenschaftlichem Schwerpunkt. Einige Expert:innen verstehen Aggressionen ausschließlich als gewalttätiges und zerstörerisches Verhalten, das anderen Menschen Schaden zufügt. Andere, insbesondere psychoanalytische Stimmen, betrachten Aggressionen hingegen nicht primär negativ, sondern schließen dabei auch positive Regungen gegenüber der Umwelt mit ein (Ramberg, 2003; Scherer, o. J.). Zunächst einmal ist es allerdings völlig ausreichend, zwischen Aggression in Form von Wut als grundlegende, energetisierende Kraft und Aggressivität (hier: Hass und Feindseligkeit) als ihre destruktive, zerstörerische Komponente zu unterscheiden. Aggressivität ist somit als ein Teil der Aggression zu verstehen, wobei der Übergang fließend ist (Ramberg, 2003).

Aggressionen können destruktive Folgen haben und Furchtbares anrichten. Menschen, die sich von ihren Aggressionen leiten lassen, laufen Gefahr, andere Menschen, aber auch sich selbst zu verletzen, zu verfolgen und zu bedrohen oder sogar zu töten. In unkontrollierten Aggressionen steckt also Eskalationspotenzial. Wenn Menschen einer direkten Gefahr ausgesetzt sind, kann es allerdings überlebensnotwendig sein, die Kraft der Aggression zu nutzen, um das eigene Wohlbefinden oder das von nahestehenden Menschen zu sichern.

Deshalb ist die Absicht entscheidend, die hinter den Aggressionen steht. Die US-amerikanische Schriftstellerin und Aktivistin Audre Lorde bringt es in ihrem Essay »Vom Nutzen unseres Ärgers« auf den Punkt, in dem sie schreibt: »Haß ist die wütende Reaktion [...], und seine Absicht ist Zerstörung und Tod. Ärger ist der Gram über Falschheiten [...], und seine Absicht ist Veränderung« (Lorde, 1983, S. 102).

Aggressionen können also auch wichtige Antreiber darstellen, um eigene Ziele zu verwirklichen oder eigene Bedürfnisse durchzusetzen. Auch Heinz Kohut, ein prominenter Vertreter der psychoanalytisch begründeten Denkschule der Selbstpsychologie, die das Selbst und dessen Entwicklung in den Fokus der Betrachtungen nimmt, konzeptualisierte Aggression laut Strozier, Strug, Pinteris und Kelley (2017) implizit als einen grundsätzlich gesunden und lebensbejahenden Aspekt der menschlichen Erfahrung. Die Autor:innen plädieren in ihrem Artikel »Heinz Kohut's Theory of Aggression and Rage« ebenfalls dafür, den Blick auf Aggression um ihre konstruktiven Seiten wie eine »gesunde Durchsetzungsfähigkeit, Enthusiasmus und Bezogenheit« zu erweitern. Bezogenheit ist hier als Beziehungsfähigkeit zu verstehen. Aggressionen an sich sind also nicht ausschließlich schlecht. Neben der feindseligen, destruktiven Seite, der Aggressivität, besitzen sie auch eine absichtsvolle und transformative Energie, die uns, richtig eingesetzt, bei einer gesunden Lebensgestaltung unterstützen und voranbringen kann.

Im September 2022 war ich im Pindos-Gebirge im griechischen Epirus wandern. Nachdem ich bereits einige Stunden unterwegs war, musste ich abrupt anhalten, um nicht direkt in einen riesigen Haufen Kot zu treten. Ich hatte bisher noch nie einen Haufen dieser Größe und Konsistenz gesehen. Da ich wusste, dass es in der Gegend Bären gab, hatte ich schnell eine Vermutung, wer sich dort erleichtert haben musste. Die Bestätigung erhielt ich, als ich nach der Wanderung in einem griechischen Café einkehrte. Bei einem Bohneneintopf zeigte ich dem Besitzer ein Foto von dem stattlichen Haufen, das ich mit meinem Handy geschossen hatte. Ich kann kein Griechisch, und er konnte kein Deutsch, also gab er mir mit Händen und Füßen inklusive einem lauten »Groaarrr« zu verstehen, dass es in der Gegend tatsächlich zwei, drei Bären gäbe.

Abends vor dem Zubettgehen googelte ich »Verhaltensregeln Braunbär« und frischte, angetrieben von Angst, meine Kenntnisse sehr gewissenhaft auf. Es wird einem geraten, bei direktem Kontakt zunächst Ruhe zu bewahren und sich langsam und leise zurückzuziehen. Da Braunbären Menschen haushoch überlegen sind, soll man sich selbst bei einem Angriff nicht wehren, sondern entweder stehen bleiben oder sich mit dem Gesicht nach unten auf den Boden legen. Dadurch erkennen die Wildtiere, dass von der Person keine Gefahr ausgeht und lassen von ihr ab.

Anhand dieses Beispiels wird deutlich, dass es durchaus Sinn machen kann, eigene aggressive Impulse zu unterdrücken, Absicht hin oder her, gerade wenn das Machtgefälle zwischen den beteiligten Parteien zu stark ausgeprägt ist und man im Kampf chancenlos wäre. Ich möchte gar nicht daran denken, was passiert wäre, hätte ich besagten Braunbären dabei überrascht, als er gerade sein Geschäft auf dem Wanderpfad erledigte. Glück gehabt!

Doch manche Menschen verhalten sich Tag ein, Tag aus so, als ob es um sie herum nur so von Braunbären und -bärinnen wimmeln würde, und schlucken über Jahre jeglichen »zwischenmenschlichen Müll«, der ihnen hingeworfen wird. Ein abwertender Kommentar? Anstatt sich zu wehren, verstummen sie. Eine beschämende Geste? Anstatt das Gegenüber darauf anzusprechen, wenden sie das Gesicht ab und vermeiden eine Konfrontation. Oder aber sie verharren in offensichtlich bedrohlichen Situationen, anstatt so schnell wie möglich das Weite zu suchen. Die Sorge ist zu groß, dass eine etwaige Flucht den/die Angreifer:in weiter reizen könnte.

Aggressivität ist nicht immer offensichtlich gewaltvoll und für alle sichtbar. Es gibt auch viel subtilere Formen. Psychische Gewalt hat mindestens genauso zerstörerische Folgen wie körperliche Gewalt. Mobbing zum Beispiel lässt die Wahrscheinlichkeit für die Entwicklung psychischer Störungen in die Höhe schießen. Auch über Jahre erlebte latente Abwertung durch Eltern kann traumatische Folgen für Betroffene haben.

Doch was passiert mit dem ganzen über Jahre, manchmal Jahrzehnte »geschluckten« und im Innern vor sich hingammelnden »zwischenmenschlichen Müll« aus negativen Erfahrungen?

Zeit heilt definitiv nicht alle Wunden, und so entlastend das Sprichwort »Aus den Augen, aus dem Sinn« auch erscheinen mag, hier trifft es nur bedingt zu. Im Alltag stellen wir unsere Mülltonnen vor die Tür, entsorgen Altglas in farblich markierten Containern oder halten das Mehrwegsystem am Laufen, indem wir unser Leergut zurückgeben (um dann regelmäßig das Einlösen des Bons an der Kasse zu vergessen). Spätestens ab dann vertrauen wir darauf, dass die Müllabfuhr oder die Stadtwerke ihre Arbeit machen. Von allen weiteren notwendigen Schritten wie Müllverbrennung, Recycling und dergleichen bekommen wir in der Regel nichts mehr mit. Im Supermarkt strahlt uns dann im Kühlregal ein Joghurt im perfekten Mehrwegglas an, landet wieder im Einkaufswagen und die Reise geht von vorn los. Man hat nur eine vage Idee, was für Stadien dieses Glas durchgemacht haben muss, damit es jetzt wieder als Behälter für Joghurt herhalten kann.

Ähnlich verhält es sich mit dem »zwischenmenschlichen Müll«, nur dass wir, einmal den Kinderschuhen entwachsen, selbst dafür verantwortlich sind, die dringend notwendigen Sortierungs- und Verarbeitungsprozesse in Gang zu setzen: Was ist unbrauchbar und kann weg? Was lässt sich, entsprechend verarbeitet, vielleicht sogar in neue Energie umwandeln oder wiederverwenden?

Sobald wir Beziehungen eingehen und Nähe zulassen, steigt das Risiko, »zwischenmenschlichen Müll« abzubekommen, unvermeidbar an. Doch Müll ist nicht nur unnötiger Ballast, sondern kann, entsprechend sortiert und zielgenau verarbeitet, bereichernd sein und sogar den Nährboden für Neues bilden.

Was passieren kann, wenn Menschen nicht lernen, erlebte Aggressivität zu verarbeiten, soll folgendes Beispiel verdeutlichen.

An dieser Stelle möchte ich (mit dessen freundlicher Genehmigung) auf einen ehemaligen Patienten von mir Bezug nehmen, der als kleiner Junge regelmäßig der verbalen Gewalt seines Vaters ausgesetzt war. Auch wurde er immer wieder Zeuge davon, wie sein Vater seine Mutter verbal angriff und zudem körperlich attackierte. Er entwickelte große Ängste, zunächst vor seinem Vater und dann später auch vor seinen eigenen Aggressionen. Er wollte auf keinen Fall so werden wie sein Vater. Das hatte zur Folge, dass er in seinen zwischenmenschlichen Beziehungen jegliche aggressiven Impulse im Keim erstickte und herunterschluckte. Auch schützte er sich vor der Aggressivität Anderer, indem er sich selbst am Arbeitsplatz zu Höchstleistungen antrieb und seine Aufgaben perfektionistisch und bis zur völligen Erschöpfung erledigte. Immer in der unbewussten Sorge, in seinem Umfeld eine ähnliche Wutreaktion hervorzurufen, wie er sie bei seinem Vater kennengelernt hatte, und in der ängstlichen Erwartung, früher oder später doch einen auf den Deckel zu bekommen oder tatsächlich selbst so zu werden wie sein Vater.

Als Kind hatten ihn diese Strategien vor der zerstörerischen Wut seines Vaters geschützt (Machtgefälle!). Doch je älter er wurde, desto weniger sinnvoll war diese Herangehensweise an Konflikte, war er seinem Vater doch schon längst körperlich überlegen. Über die Zeit entwickelte er Panikattacken und zu seinem Entsetzen geschah es immer öfter, dass er selbst »wie aus dem Nichts« explodierte und cholerisch wurde. Das war für ihn besonders niederschmetternd und schambesetzt, da er sich doch bereits als kleiner Junge vorgenommen hatte, nie so zu werden wie sein Vater.

Es gibt viele Gründe, warum Menschen sich, bewusst oder unbewusst, dazu entscheiden, Aggressionen zu unterdrücken. Und solange kein Leidensdruck in Form einer psychischen Symptomatik vorhanden ist, besteht auch nicht zwingend Handlungsbedarf. Ebenso, und darauf hinzuweisen ist mir besonders wichtig, geht nicht jede psychische Symptomatik auf die Unterdrückung aggressiver Gefühle wie Wut, Zorn oder Ärger zurück. Doch es lohnt sich der Blick auf ebendiese, weil in ihnen eine Energie schlummert, die, behutsam und mit Sorgfalt aktiviert, das ermächtigende Potenzial hat, Menschen aus qualvollen Zuständen der Ohnmacht, Hoffnungslosigkeit und Leere herauszuführen – und zwar ganz ohne Destruktivität.

Warum tut sich also die Protagonistin in der vorangegangenen Therapieszene, sie soll Saskia heißen, so schwer, einen Zugang zu ihrer Aggression zu finden und diese konstruktiv, im Sinne von Durchsetzungsfähigkeit und Selbstbehauptung, für sich zu nutzen?

Diese Frage lässt sich hier nicht abschließend klären, aber generell lohnt sich der Blick aus zwei Perspektiven: aus dem strukturellen Blickwinkel (Sozialisation) einerseits und dem individualpsychologischen* Blickwinkel (Erziehung und familiäre Vorbilder) andererseits (u. a. Cierpka & Diepold, 1997). Saskia fühlt sich dem Geschlecht zugehörig, das ihr bei ihrer Geburt zugewiesen wurde, und wurde dementsprechend als Frau sozialisiert. Insbesondere weiblich sozialisierte Personen sind im Patriarchat zwar unterschiedlich stark, aber kontinuierlich Diskriminierungserfahrungen ausgesetzt. Ich als weiße Cis-Frau erlebe deutlich weniger Diskriminierung als eine schwarze Frau mit Behinderung. Gleichzeitig wird weibliche Wut im öffentlichen Raum nach wie vor kaum bis gar nicht akzeptiert.

* Individualpsychologisch bezieht sich hier nicht auf die Denkschule der Individualpsychologie, die von Alfred Adler begründet wurde, sondern möchte individuelle Einflussfaktoren auf die psychische Entwicklung hervorheben.

Frauen, die ihre Meinung sagen, gelten schnell als »Furien« oder werden als »hysterisch« (von altgriechisch ὑστέρα *hystéra,* deutsch Gebärmutter) abgestempelt. Nicht nur deshalb haben Frauen »gute Gründe, sich nicht offensiv, sondern vorsichtig zu verhalten«. (Schutzbach, 2021, S. 35) Sie alle, wenn auch in unterschiedlichem Maße, teilen die Erfahrung, dass es »paradoxerweise lebensrettend sein [kann,] Verfügbarkeit und Freundlichkeit auch entgegen der eigenen Bedürfnisse zu signalisieren«. (Schutzbach, 2021, S. 35) Dieses, wie Schutzbach hervorhebt, auch aus der Traumaforschung bekannte Verhalten, lässt sich mit der therapeutischen Brille dem Abwehrmechanismus der Reaktionsbildung zuordnen: Gut begründete aggressive Impulse wie »Geh weg von mir!« oder »Ich möchte das nicht!« werden in der akuten Bedrohung aus Gründen des Selbstschutzes und aufgrund von angenommener oder echter Unterlegenheit in ihr Gegenteil verwandelt. Die Betroffenen lächeln, sprechen mit besonders sanfter, zurückhaltender Stimme und zeigen eine unterwürfige Körperhaltung. Sie versuchen so, »Schlimmeres zu verhindern oder Belästigungen wegzumoderieren.« (Schutzbach, 2021, S. 35 f.) In der Szene, in der Saskia ihre Kinder und sich vor ihrem Expartner zu schützen versucht, tut sie genau das.

Gleichzeitig werden mit Weiblichkeit eher Eigenschaften wie Fürsorge, Verletzlichkeit oder Unterwerfung in Verbindung gebracht. Ein lautes und klares Nein oder ein Satz wie »Ich möchte das nicht« passen da nicht ins Bild. Aggression im Sinne von stärkender Selbstbehauptung (zum Beispiel Grenzen setzen, laut sein, Raum einnehmen) ist nach wie vor eher »Männersache« und gilt als unweiblich und unattraktiv. Wie viele weiblich sozialisierte Personen habe ich schon kennengelernt, die sich, wenn sie laut lachen, beschämt die Hand vor den Mund halten. Oder jene, die sich selbst fortwährend die Schuld für Konflikte geben, anstatt auch das Gegenüber als Auslöser oder zumindest Mitverantwortliche:n in Betracht zu ziehen. Auch lässt sich oft die Beobachtung machen, dass weiblich sozialisierte Personen in Situationen, in denen sie eigentlich furchtbar wütend sind, verzweifelt zu weinen beginnen, was auch in vielen Filmen dargestellt wird. Und es gibt jene Männer, die in öffentlichen Verkehrsmitteln breitbeinig *(Manspreading)* den Platz für zwei einnehmen, wohingegen die neben ihnen sitzende Frau ihre Beine zu einem den Blutfluss abdrückenden Nusszopf verknotet, um noch irgendwie Platz zu finden. Diese strukturellen Gegebenheiten haben wir dem Patriarchat zu verdanken. Sie tragen dazu bei, dass insbesondere weiblich sozialisierte Personen oft große Schwierigkeiten haben, ihre Aggressionen erstens überhaupt wahrzunehmen, sie zweitens zu akzeptieren und drittens konstruktiv für sich zu nutzen.

Weiblich sozialisierte Personen haben dadurch gezwungenermaßen andere Umgangsformen mit Aggressionen entwickelt, die sich negativ auf ihre psychische und körperliche Gesundheit auswirken können. Zum Beispiel neigen sie dazu, ihre Aggressionen eher gegen sich selbst als gegen andere zu richten. Die Aggressionen können sich dann in selbstverletzendem Verhalten und starker Selbstabwertung bis hin zu masochistischen Verhaltensweisen äußern. Cierpka und Diepold fassen zusammen, »dass die Ausbildung einer masochistischen Grundstruktur bei der Frau in Korrespondenz mit dem weiblichen Sozialisationsprozess stattfindet. Er wird mit der Identifizierung der mangelnden Subjektivität der Mutter vermittelt und ist auch heute noch primär durch Anpassung, Unterwerfung, mangelndes Selbstwertgefühl, Aggressionsumkehr und Abhängigkeit von anderen charakterisiert« (Cierpka & Diepold, 1997, S. 9).

Saskias Verhalten ausschließlich anhand geschlechts-spezifischer Erwartungen und gesellschaftlicher Normen verstehen zu wollen, reicht allerdings nicht aus. Genauso wichtig ist es, die biografische Entwicklung aus individualpsychologischer Sicht zu berücksichtigen. Dabei ist erstens der Blick auf Beziehungserfahrungen mit den prägenden Bezugspersonen (also durch die »Biografische Brille«) und zweitens die Analyse des aktuellen Verhaltens während der Therapiestunde (durch die »Hier-und-Jetzt-Brille«) sinnvoll.

Bevor wir uns noch eingehender mit Saskias Verhalten befassen, möchte ich einige Punkte klarstellen, die mir am Herzen liegen. Wenn Eltern nicht in der Lage dazu sind, Kinder mit ihrem Frust, ihrer Wut oder ihrem Ärger anzunehmen, diese deshalb sogar ignorieren oder abwerten, ist das für die Kinder desaströs. Sie verinnerlichen, dass diese Gefühle keine Daseinsberechtigung haben. Und damit wird ihnen etwas genommen, was für ihr Glücksempfinden essenziell ist: die Fähigkeit, auf sich selbst zu hören, die eigenen Gefühle anzuerkennen und nach ihnen zu handeln. Da man es nicht oft genug betonen kann: Unangenehme Gefühle sind keine überflüssige Laune der Natur, sondern erfüllen (überlebens-)wichtige Funktionen in unserem Beziehungserleben. Und Beziehungen sind, neben strukturellen Faktoren wie Geld, der wichtigste individuelle Faktor für Glück, wie der Glücksforscher Michael Mitterwallner in einem Interview betont (Sill, 2023).

Oft wird einem von allen Seiten suggeriert, dass Menschen unangenehme Gefühle im Sinne der rationalen Selbstkontrolle einfach (weg-)bewältigen können. Da passt Aggression oder das, was darunter im alltäglichen Sprachgebrauch verstanden wird, natürlich überhaupt nicht ins Bild, ist vielleicht sogar ein Zeichen von Schwäche oder fehlender Selbstbeherrschung.

»Du hast es in der Hand«, »Stehe jeden Tag mit einem Lächeln auf« oder »Denke einfach positiv« – so lauten die gängigen, aber wenig hilfreichen Credos vieler. Was zu Ende gedacht nichts anderes heißt, als dass du selbst schuld bist, wenn es dir schlecht geht oder du unangenehme, aggressive Gefühle wie Wut oder Ärger empfindest. Die Absichten und Bedürfnisse, die hinter diesen Gefühlen stehen, fallen dadurch durchs Raster. Eine Entwicklung, die sich als *Toxic Positivity* zusammenfassen lässt.

Die Idee kommt nicht von irgendwoher. Tatsächlich zeigt die Forschung, dass psychische Gesundheit mit einer positiven Grundhaltung zusammenhängen kann. Und, ja: Um gesund zu werden, reicht es nicht, sich nur auf das Defizitäre und Problematische zu konzentrieren. In der Psychotherapie ist es sinnvoll, »nicht primär von einer die Pathologie [vom Altgriechischen πάθος, páthos = ›Krankheit, Leiden‹; und λόγος, lógos = ›Lehre‹, also die ›Lehre von den Leiden‹] betonenden, sondern von einer salutogenetischen (abgeleitet vom lateinischen Wort *salus* = ›Gesundheit‹, ›Wohlbefinden‹, und dem altgriechischen Wort γένεσις, genesis = ›Geburt‹, ›Entstehung‹) Sicht [auszugehen]« (Rauchfleisch, 2019, S. 11).

Ressourcenaktivierung, also die Beschäftigung mit allem, was Kraft gibt und gut für die Gesundheit ist, ist ein sehr wichtiger Wirkfaktor in der Psychotherapie (Grawe & Grawe-Gerber, 1999). Damit ist aber eben nicht gemeint, dass wir zwanghaft positives Denken und Verhalten an den Tag legen sollen. Denn dann wird die Positivität toxisch, also »giftig«, und kann psychische Zustände gegebenenfalls noch verschlimmern. Vielmehr ist das Gegenteil wichtig: Eine Studie von Quoidbach et al. (2014) konnte herausfinden, dass gerade die Fähigkeit, sowohl angenehme als auch unangenehme Gefühle wahrzunehmen (»hohe Emodiversity«), mit einer besseren psychischen Gesundheit und weniger Konsultationen bei Ärzt:innen in Verbindung stand. Je vielfältiger also die Gefühlsempfindungen, desto weniger depressiv und ängstlich waren die Untersuchten. Die Fähigkeit, nicht nur angenehme, sondern vor allem auch die vielen verschiedenen unangenehmen Gefühle fühlen zu können, ging mit einer besseren psychischen Verfassung einher, als wenn die Gefühlswahrnehmung nur durch eine Emotion geprägt ist (also zum Beispiel jede negative Empfindung nur als Traurigkeit wahrgenommen wird). Es ist also gesund und kein Zeichen fehlender Selbstbeherrschung, auch den im weitesten Sinne aggressiven Gefühlen wie Wut, Zorn und Ärger Raum zu geben, um sie für sich und andere zu nutzen – natürlich konstruktiv, das ist wichtig, und ohne sich selbst oder anderen Schaden zuzufügen.

Bei genauerer Betrachtung der Beziehungserfahrungen von Saskia wird schnell deutlich, dass es wenig Raum für die Entwicklung eines gesunden Umgangs mit Aggressionen gab. Sie kann weder auf gute Vorbilder zurückgreifen, noch hat sie mit Selbstermächtigung verbundene Erfahrungen mit ihren eigenen Aggressionen sammeln können. Wenn sie als Kind aufbegehrte, wurde sie von ihrer Mutter mit Ignoranz bestraft, was einer besonders belastenden Form des emotionalen Missbrauchs, der »Antipathie«, zugeordnet werden kann (Allen, Fonagy & Bateman, 2016). Saskia handelte also »vernünftig«, indem sie es gar nicht erst so weit kommen ließ und aufkommende Wünsche nach Selbstständigkeit im Keim erstickte. Ihr Vater wirkt in ihren Schilderungen eher blass und mit sich selbst und dem Alkohol beschäftigt. So mit der Regulierung ihrer aggressiven Gefühle auf sich allein gestellt, reagierte Saskia unbewusst mit Rückzug und chamäleonartiger Anpassung. Anders ausgedrückt: Wünsche nach Selbstbehauptung und Autonomie mussten verdrängt werden, um Schlimmeres (Liebesentzug) zu verhindern. Dafür blieb allerdings die Entfaltung ihres Selbst auf der Strecke.

Auch heute scheint Saskia sich innerpsychisch noch in einem kindlichen, von subjektiver Unterlegenheit geprägten Beziehungsgefälle zu bewegen. In ihrem inneren Erleben ist noch nicht angekommen, dass sie sich jetzt behaupten kann/darf und ihre Wünsche nach Abgrenzung und Selbstbehauptung Realität werden können. Das wird besonders deutlich an ihren häufigen Entschuldigungen und ihrem eigenen Erschrecken darüber, als ihr während der Therapiestunde scheinbar unbeabsichtigt das »*Fuck it!*« herausrutscht – eine sogenannte Freudsche Fehlleistung. Für ein paar Millisekunden übernimmt ihr Unbewusstes das Ruder und lenkt sie in eine Richtung, die ihrem Bewusstsein noch nicht ganz zugänglich ist. Ihr Unbewusstes ist schon einen Schritt weiter als ihr Bewusstsein und sagt: »Hey, ich glaube, du bist wütend, lass es mal raus und schau, wie es dir damit geht und ob es dir was bringt.« Sie macht anschließend die korrigierende Erfahrung (vgl. Autoren wie Balint und Alexander), dass die Therapeutin nicht nur kein Problem mit diesem Ausrutscher hat, sondern sie sogar darin bestärkt, ihre antreibenden Aggressionen nicht weiter mit einer anschließenden Entschuldigung für nichtig zu erklären.

Doch warum fällt es Saskia so schwer, ihre eigenen aggressiven Impulse wahrzunehmen und auf konstruktive Weise zur Selbstentfaltung zu nutzen? Durch die »Biografische Brille« ergibt sich folgendes Bild: Saskia erlebt sich in ihrem inneren Dialog immer noch als das kleine, ihren Eltern unterlegene Mädchen von damals, dem solches Verhalten nicht erlaubt ist. »Man führt ein Leben lang einen ständigen inneren Dialog mit diesen internalisierten [verinnerlichten] Objekten [hier: Eltern], einen Dialog, dessen konstante Besonderheiten während der ersten entscheidenden Erfahrungen mit eben diesen Objekten gebildet wurde« (Mentzos, 1992, S. 43). Obschon diese Prägung machtvoll ist, ist sie nicht in Stein gemeißelt und kann im Laufe des Lebens um weitere Dialogpartner:innnen erweitert werden. Dann steht man innerlich nicht mehr länger nur im Dialog mit den Eltern, sondern eben auch mit einer guten Freundin, der Lieblingslehrerin oder, wie im Fall von Saskia, mit der behandelnden Psychotherapeutin. Dadurch findet innerlich eine Entmachtung der bisherigen Dialogpartner:innen statt, was den Handlungsspielraum prachtvoll erweitern und neue Perspektiven auf sich selbst und die Welt eröffnen kann.

#OHNEFACHGEDÖNS: AGGRESSIONEN

Gefühle, die mit Aggressionen einhergehen können, sind Wut, Ärger oder Zorn. Diese unangenehmen Gefühle sind nicht ausschließlich schlecht. Sie sind wichtige Hinweise, dass etwas nicht stimmt, zum Beispiel wenn jemand unsere Grenzen nicht wahrt oder uns schlecht behandelt. Sie liefern wertvolle Energie, wenn es darum geht, sich in schwierigen Situationen zu behaupten. Anstatt diese Gefühle also zu unterdrücken, können wir lernen, mit ihnen auf eine bereichernde Art und Weise umzugehen. Und zwar so, dass weder uns selbst noch anderen Schaden zugefügt wird.

UND WIE SCHÜTZT DU DICH?

Die Psyche verfügt über ein komplexes Filtersystem, das dazu dient, potenziell konflikthafte menschliche Angelegenheiten ins Unbewusste zu befördern. Das ermöglicht uns, das Leben trotz dieser Belastungen zu bewältigen. Dieser Filter wird in der psychodynamischen Therapie Abwehr genannt und setzt sich aus hochkreativen und vielfältigen (Abwehr-)Mechanismen zusammen. Die Hauptaufgabe dieser Mechanismen ist es, uns selbst und unsere Beziehungen zu schützen und zu stabilisieren. Teils unbewusst, teils bewusst, helfen sie uns dabei, die vielschichtigen Herausforderungen des Lebens zu meistern. Und zwar indem sie wie nebenbei dafür sorgen, dass »belastende Inhalte vorübergehend oder dauerhaft aus dem Bewusstsein [ferngehalten werden]« (*OPD-3*, 2023, S. 194). Hätten wir die Abwehr nicht, dann hätten diese belastenden Inhalte das Potenzial, unser Fühlen und Handeln komplett lahmzulegen.

Menschen mit psychischen Störungen erleben, was passiert, wenn die Abwehr »versagt«. Alle Eindrücke, die zuvor penibel gefiltert wurden, prasseln plötzlich wie endloser Starkregen auf sie ein. Man denke an den Weltschmerz, den Menschen mit Depressionen häufig beschreiben. Oder an Menschen mit Angststörung, die die Erfahrung machen, dass ihre Ängste nicht mehr kontrollierbar sind.

Wenn ich Zug fahre, habe auch ich ab und zu einen kurzen Gedanken oder ein klitzekleines Angstgefühl, ob das jetzt alles hier wirklich so sicher ist. Für einen Moment blitzen Schlagzeilen und Bilder von entgleisten und zerquetschten Zügen in meinem Hinterkopf auf. Doch dann schreitet meine Abwehr ein, die Zweifel verschwinden mithilfe von Intellektualisierung (»Die Wahrscheinlichkeit ist unglaublich gering, dass das jetzt passiert.«) und Verleugnung (»Mir passiert das hundertprozentig nicht.«). Dadurch beruhigt, kann ich mich zurücklehnen und die Bahnfahrt genießen. Meine Abwehr hat geregelt!

Um konstant Leistung erbringen zu können, zum Beispiel auf der Arbeit oder wenn es um die Versorgung von Kindern geht, müssen wir dazu in der Lage sein, persönliche Konflikte oder damit einhergehende unangenehme Gefühle abzuwehren. Daran ist nichts problematisch. Es gibt Momente, in denen es schützend und sinnvoll ist, Belastendes und Unangenehmes nicht wahrzunehmen. Doch Abwehrmechanismen können auch dazu führen, dass die innere und äußere Realität verzerrt werden (Ermann, 2014). Wenn Menschen zu erfolgreich abwehren, laufen sie Gefahr, sich immer weiter von sich selbst und ihren Bedürfnissen zu entfernen. Menschen sind zäh und leidensfähig, doch auch die beste, komplexeste Abwehr stößt irgendwann an ihre Grenzen.

Denn Abwehrmechanismen haben die Eigenschaft, dass durch ihren Einsatz zwar der belastende Ursprungskonflikt kompensiert, aber oft nicht oder nur vorübergehend gelöst wird. Mitunter kann er sogar verstärkt werden. Menschen mit Alkoholproblem sind ein Beispiel dafür, wie die Abwehr durch Verleugnung das Problem nicht bei der Wurzel packt, sondern nur vorübergehend zur Seite schiebt. »So viel ist das ja gar nicht« und »Ich kann jederzeit aufhören« sind Sätze, die dann in Sprechstunden oder gegenüber besorgten Familienmitgliedern fallen. Kommen jedoch durch den Alkohol mitbedingte Kontextfaktoren, wie zum Beispiel eine gescheiterte Partnerschaft oder ein Jobverlust hinzu, kann es passieren, dass die Abwehr ins Wanken gerät oder ganz kollabiert. Da sitzt man dann zuhause – Partner:in weg, Job weg, Kinder weg – und plötzlich wird einem schmerzlich klar, dass es so nicht weitergehen kann.

Welche der Abwehrmechanismen zum Einsatz kommen, hängt auch von der Persönlichkeit ab. Optimistische Menschen erhalten sich ihre blumige Realität möglicherweise eher mit Verleugnung (»Ich sehe hier kein Problem.«) oder Rationalisierung (»So schlimm ist das doch gar nicht, weil ...«). Menschen mit schweren Persönlichkeitsstörungen bewältigen ihren Alltag unter anderem mit starkem Schwarz-Weiß-Denken, also indem sie alles in ihrem Umfeld in »Gut« und »Böse« einteilen. Was einerseits Orientierung ermöglicht und Sicherheit verspricht, wird andererseits dem menschlichen Facettenreichtum nicht gerecht. Da werden aus ehemals besten Freund:innen dann schnell ärgste Feind:innen. Oder aus einer politischen Partei, die man früher verachtet hat, plötzlich die neue Lieblingspartei. Der Abwehrmechanismus, der hier am Werk ist, ist die Spaltung. Ein Dazwischen scheint es nicht zu geben, beziehungsweise ein Dazwischen wurde in den prägenden Beziehungen nicht erlebt. Dementsprechend verfügen manche Menschen nicht oder nur eingeschränkt über die Fähigkeit, die Realität in all ihren Schattierungen und Facetten wahrzunehmen (das kann man aber lernen!). Die Spaltung ermöglicht, aufgrund mangelnder Alternativen zumindest grob orientierungs- und lebensfähig zu bleiben. Etwas, was Menschen mit sehr schweren psychischen Störungen unter Umständen gar nicht mehr gelingt. Infolgedessen kann es zu völligem Realitätsverlust kommen. Die oft psychosenah anmutenden Symptome sind dann die Reaktion auf ein psychisches Ungleichgewicht, das mit der hausgemachten Abwehr nicht mehr länger vollumfänglich aufgefangen werden kann. Die Symptombildung zeigt, dass die Abwehrmechanismen des Ichs überfordert sind und Unterstützung nötig ist.

Ganz ohne Abwehrmechanismen wäre unser Leben um einiges komplizierter, gleichzeitig können sie Schwierigkeiten verursachen und problematisch werden. Es ist also wichtig, eine Balance im Umgang mit ihnen zu finden, was vor allem mithilfe der Bereitschaft zur Selbstreflexion gelingen kann.

#reflexionfürdich:

Dein persönliches Sicherheitsnetz

Man kann sich die Abwehrmechanismen der Psyche auch wie ein Sicherheitsnetz vorstellen, wie es im Zirkus oder in Luftakrobatikshows zum Einsatz kommt. Die zu einem Netz gespannten Seile garantieren während der Vorführung Sicherheit und sorgen im Notfall dafür, dass die virtuosen Akrobatikkünstler:innen bei Fehlgriffen oder Fehltritten nicht haltlos in die Tiefe hinabstürzen, sich in der Folge lebensbedrohlich verletzen oder im schlimmsten Fall sogar tödlich verunglücken. Nach jedem erfolgreich vorgeführten Kunststück ist die Erleichterung des Publikums deutlich spür- und sichtbar. »Woaahhhhh ... Ahhhh ... Oooohhh ... Puhhhh ...« Noch mal gutgegangen!

So wie Akrobatikkünstler:innen durch ein Auffangnetz geschützt werden, verfügt auch die menschliche Psyche über ein Netz an Mechanismen, das schützt und stabilisiert. Dieses Netz sorgt ständig dafür, dass Menschen die Aufgaben, die das Leben an sie stellt, erfolgreich meistern können. Es gibt Halt und Orientierung. Es bildet eine Art flexible und durchlässige Barriere zwischen dem, was es braucht, um im Alltag zu funktionieren und das Leben zu meistern, und dem, was in der Tiefe schlummert und tendenziell Kraft rauben, verwirren, überfordern oder auch lähmen kann.

Während meiner Zeit als stationär tätige Psychoonkologin, also mit der psychologischen Betreuung von Krebspatient:innen betraut, erlebte ich, wie stark und verlässlich das aus Abwehrmechanismen bestehende Sicherheitsnetz wirken kann und muss. Die Tapferkeit und Stärke, die die Betroffenen selbst dann zeigten, wenn kaum noch Grund zur Hoffnung bestand, berührte

mich zutiefst. Trotz operativer Eingriffe, Radio- und Chemotherapie und den damit verbundenen Nebenwirkungen spielte der Gedanke, zu sterben, meistens eine deutlich untergeordnete bis gar keine Rolle. Und das aus gutem Grund, denn die ausführliche Beschäftigung mit dem Sterben und dem Tod hätte vom eigentlichen Ziel abgelenkt: dem Wunsch, zu überleben!
Die Abwehr dient dazu, »die ursprünglichen Affekte, Handlungsimpulse und Gedanken zu entschärfen oder zu verschleiern« (Subic-Wrana, Wiltink & Beutel, 2018, S. 19). Diese Verleugnung ermöglichte den Betroffenen wider aller Prognosen oder Statistiken, handlungsfähig zu bleiben und weiter gegen den Krebs anzukämpfen. Eine Patientin drückte es einmal so aus: »Wenn der Krebs überstanden ist, dann habe ich noch genug Zeit, über den Tod nachzudenken.«

Leiden und emotionaler Schmerz gehören zum Leben dazu wie das Tal zum Berg oder die Nacht zum Tag. Das Sicherheitsnetz der Abwehrmechanismen spielt dabei eine tragende Rolle: Die Nacht wirkt dadurch nicht so schwarz, der Gipfel nicht so fern. Zumindest bis seine Belastungsgrenze erreicht ist. Denn ab einer gewissen Schwere droht das Netz zu reißen und ist nicht mehr stabil genug, um den über ihm mit dem Tanz des Lebens beschäftigen Menschen abzusichern. Bei zu großer psychischer Belastung kann es also passieren, dass man durch das Netz hindurch in die unergründlichen Tiefen der Seele stürzt, die nicht mehr rational kontrollier- oder nachvollziehbar scheinen. Mit anderen Worten: Wenn die Abwehr nicht mehr trägt, dann übernimmt das Symptom.
Aufgrund ihrer wichtigen Funktion ist es sehr bereichernd, die eigenen Abwehrmechanismen kennenzulernen, zu verstehen und, wenn nötig, auch zu hinterfragen. Sie begleiten uns un-

ermüdlich und konstant durchs Leben, immer mit dem Ziel, zu unterstützen und vor allem zu schützen. Menschen entwickeln sich jedoch weiter, sehen sich mit neuen Lebensrealitäten konfrontiert und verändern sich. So verlieren manche Abwehrmechanismen, die früher ungeheuer wichtig waren, an Relevanz. Auch die besten Seile werden irgendwann alt, brüchig und instabil. Sie halten nicht mehr verlässlich, müssen ersetzt oder erweitert werden.
So wie im Fall von Saskia: Um sich selbst vor Bestrafung durch Liebesentzug zu schützen, entwickelte ihre Psyche bereits in der Kindheit die Fähigkeit, Wut abzuwehren. Dadurch verlor sie zwar den Bezug zu ihren Aggressionen, konnte sich aber gleichzeitig die »Liebe« ihrer Mutter sichern. Was früher die Fürsorge des Elternteils garantierte, führt in der Gegenwart zu Schwierigkeiten in ihrem Alltag. Als alleinerziehende Mutter zweier Kinder kann sie es sich nicht leisten, auf die in ihren Aggressionen schlummernde Energie zu verzichten. Sie benötigt Durchsetzungsfähigkeit, um für ihre Kinder und auch für sich selbst zu sorgen. Sie benötigt Enthusiasmus, um weiterhin beschwingt und kraftvoll am Leben teilnehmen zu können, und sie benötigt Bezogenheit, denn Beziehungen sind …? Richtig, der wichtigste Faktor für Glück!

Im Folgenden erwartet dich eine kleine, aber feine Auswahl an Abwehrmechanismen mit entsprechenden Beispielen aus dem Alltag. Regelmäßig die eigene Wahrnehmung unter Berücksichtigung der Abwehrmechanismen zu reflektieren, kann inspirieren und dabei helfen, sich selbst und andere besser zu verstehen. Finde also zu den einzelnen Mechanismen eigene Beispiele.
Viel Spaß beim Entdecken!

Reaktionsbildung oder: Ich verhalte mich komplett gegensätzlich zu dem, wie ich mich eigentlich fühle.

1. Ich bin auf jemanden oder etwas furchtbar wütend, breche aber, anstatt meine Wut angemessen zu formulieren und ohne dass ich es will, in Tränen aus.
2. Ich bin in die Partnerin meiner besten Freundin verliebt, begegne ihr jedoch besonders unfreundlich und schroff.
3. Und jetzt du: ...

____

____

____

Wendung gegen das Selbst oder: Ich wende die Gefühle, die eigentlich jemand anderem gelten, gegen mich selbst.

1. Jemand behandelt mich schlecht, was mich unbewusst verletzt und wütend macht. Anstatt mich zu wehren, verletze ich mich anschließend selbst.
2. Ich werde von meinem/meiner Vorgesetzten herablassend behandelt und meine Leistung herabgesetzt. Da ich unbewusst Angst habe, gekündigt zu werden, sage ich nichts. Anschließend werte ich mich selbst ab und verurteile meine Leistungen.
3. Und jetzt du: ...

____

____

Verschiebung oder: Jemand/Etwas bekommt was ab, wofür er/sie/ es nichts kann.

1. Ein Kollege verbreitet Unwahrheiten über mich, was mich unbewusst wütend macht. Anstatt ihn zur Rede zu stellen, kritisiere ich jedoch abends meinen Partner für Nichtigkeiten, die mir sonst nichts ausmachen.
2. Ich bin unzufrieden mit meinem Leben und fühle mich wertlos. Anstatt mir das einzugestehen und an meinem Selbstwert zu arbeiten, lästere ich regelmäßig gehässig über Menschen in meinem Umfeld.
3. Und jetzt du: ...

Projektion oder: Ich bekämpfe etwas in dir, was eigentlich zu mir gehört.

1. Ich bin mit einer Freundin verabredet, habe aber unbewusst keine Lust. Anstatt mir das einzugestehen und das Treffen abzusagen, habe ich während des Treffens das Gefühl, dass sie keine Lust auf mich hat, und werfe ihr das anschließend vor.
2. Ich denke in letzter Zeit häufig darüber nach, wie es wäre, mit einer anderen Person zu schlafen. Anstatt mir das einzugeste-

hen, verdächtige ich mein:e Partner:in, dass er/sie fremdgeht, und verhalte mich entsprechend misstrauisch.

3. Und jetzt du: ...

____

____

____

Idealisierung oder: Ich sehe nur die positiven Aspekte und blende alles Negative aus.

1. Eine Bekannte ist beruflich und privat sehr erfolgreich, was unbewusst Neidgefühle in mir auslöst. Anstatt mir das einzugestehen, betone ich ihr gegenüber ganz besonders deutlich, wie großartig ich sie finde und wie sehr ich sie bewundere.
2. Ich bin seit einigen Monaten in einer neuen Beziehung und ahne unbewusst bereits, dass ich mit einigen Dingen überhaupt nicht zufrieden bin. Anstatt mir das einzugestehen, betone ich, wie glücklich ich bin, und erzähle allen, wie toll mein:e Partner:in ist.
3. Und jetzt du: ...

____

____

____

LITERATUR

Allen, J. G., Fonagy, P., & Bateman, A. (2011). *Mentalisieren in der psychotherapeutischen Praxis.* Klett-Cotta Verlag.

Arbeitskreis Operationalisierte Psychodynamische Diagnostik (Hrsg.) (2023). *OPD-3 Operationalisierte Psychodynamische Diagnostik: Das Manual für Diagnostik und Therapieplanung.* Hogrefe Verlag.

Arlandis, F. (2019). »Joumana Haddad: ›L'écriture a allégé le poids de mon identité‹« (Interview). *Télérama*, 6. Oktober 2019. Auf Seite 131 zitiert nach: Mona Chollet, *Wir müssen die Liebe neu erfinden: Wie das Patriarchat heterosexuelle Beziehungen sabotiert.* Aus dem Französischen von Norma Cassau und Nadine Lipp. DuMont Buchverlag, Köln 2023, S.20.

Chollet, M. (2023). *Wir müssen die Liebe neu erfinden: Wie das Patriarchat heterosexuelle Beziehungen sabotiert.* Dumont Buchverlag.

Cierpka, M., & Diepold, B. (1997). *Der Gewaltzirkel: Wie das Opfer zum Täter wird.* Vier-Türme-Verlag.

Ermann, M. (2014). *Der Andere in der Psychoanalyse: die intersubjektive Wende.* Kohlhammer Verlag.

Grawe, K., & Grawe-Gerber, M. (1999). Resource activation: A primary change principle in psychotherapy: Ein primäres Wirkprinzip der Psychotherapie. *Psychotherapeut, 44*, S. 63–73.

Haddad, J. (2019). *Le livre des reines*. Ed. J. Chambon.

Lorde, A. (1983). »Vom Nutzen unseres Ärgers«. In Dagmar Schultz (Hrsg.): *Audre Lorde und Adrienne Rich. Macht und Sinnlichkeit. Ausgewählte Texte.* Orlanda Frauenverlag, S. 97–108.

Mentzos, S. (1992). *Einführung in die psychoanalytische Neurosenlehre unter Berücksichtigung neuer Perspektiven. Neurotische Konfliktverarbeitung.* S. Fischer Verlag.

Quoidbach, J., Gruber, J., Mikolajczak, M., Kogan, A., Kotsou, I., & Norton, M. I. (2014). Emodiversity and the emotional ecosystem. *Journal of experimental psychology: General*, *143*(6), S. 2057. http://dx.doi.org/10.1037/a0038025

Ramberg, A. (2003). *Zum Umgang mit Aggression und Aggressivität aus Sicht der psychoanalytischen Pädagogik.* GRIN Verlag. Abrufbar unter www.grin.com/document/133373 (letzter Zugriff: 13.08.2024).

Rauchfleisch, U. (2019). *Sexuelle Identitäten im therapeutischen Prozess. Zur Bedeutung von Orientierungen und Gender.* Kohlhammer Verlag.

Scherer, A.-K. (o. J.). »Leidenschaftliche Aggression als Tabu?«. Deutsche psychoanalytische Vereinigung. Abrufbar unter www.psychoanalyse-aktuell.de/artikel-/detail?tx_news_pi1%5Baction%5D=detail&tx_news_pi1%5Bcontroller%5D=News&tx_news_pi1%5Bnews%5D=133&cHash=4096ca3013560d35bf8b95db23d6dfa1 (letzter Zugriff: 13.08.2024).

Schutzbach, F. (2021). *Die Erschöpfung der Frauen: wider die weibliche Verfügbarkeit.* Verlagsgruppe Droemer Knaur.

Sill, T. (2023). »Übersehene Faktoren des Glücks«. In *ORF.AT*. Abrufbar unter https://orf.at/stories/3309784/ (letzter Zugriff: 13.08.2024).

Strozier, C. B., Strug, D. L., Pinteris, K., & Kelley, K. (2017). Heinz Kohut's theory of aggression and rage. *Psychoanalytic Psychology, 34*(3), S. 361–367. https://doi.org/10.1037/pap0000111

Subic-Wrana, C., Wiltink, J., & Beutel, M. E. (2018). *Panikstörung und Phobie.* Vandenhoeck & Ruprecht.

ZUM ENDE KOMMEN: ABSCHLUSSREFLEXION

Einen Moment, den ich an der psychotherapeutischen Arbeit ganz besonders schätze, ist die fast unmögliche Vorhersagbarkeit dessen, was in den jeweiligen Sitzungen passieren wird. Strenggenommen wissen weder Psychotherapeut:in noch Patient:in vor einer Sitzung, was in den kommenden Minuten genau besprochen werden wird. Der therapeutische Prozess ist von so vielen Faktoren abhängig, dass er ehrlicherweise kaum planbar ist. Auch wenn bereits ein therapeutischer Fokus erarbeitet wurde, wird vor allem mit dem gearbeitet, was der/die Patient:in in die Sitzung mitbringt. Da ist Spontanität, Offenheit und Kreativität gefragt. Die beste Intervention zeigt wenig Wirkung, wenn der/die Patient:in sich in seinem/ihrem aktuellen Zustand nicht gesehen und abgeholt fühlt.

Ähnlich ging es mir mit dem Schreibprozess dieses Buches. Ich hatte keine wirkliche Vorstellung davon, was mich tatsächlich erwartete. Was ich allerdings sehr deutlich spürte, waren Motivation und vor allem Lust. Ich kann nicht genau sagen, worauf sie sich bezogen. Auf die Tatsache, dass ich meine Gedanken zu Papier bringen darf? Auf die Chance, Menschen jetzt nicht mehr ausschließlich digital, sondern auch analog erreichen zu können? Auf die Möglichkeit, einen Teil meiner Arbeitszeit dem Schreiben zu widmen und Worte aus mir herausfließen zu lassen, während ich sonst von Berufs wegen anderen Menschen vor allem zuhöre und deren Input verdaue?

Mir wurde während des Schreibens häufig die Frage gestellt, wie es mir mit dem ganzen Prozess geht, ob ich gut vorankomme und so weiter. Ehrlicherweise kann ich bis heute nicht viel mehr darauf antworten als: »Es macht einfach Spaß.« Ist das Antwort genug? Jedenfalls lässt sich in einem Buch nicht ansatzweise alles bearbeiten oder thematisieren, was die menschliche Psyche ausmacht. Das ist ebenso unmöglich wie die Existenz einer Wunderpille, die psychische Erkrankungen von heute auf morgen heilt. Was ich jedoch hoffe, ist, dass es mir gelungen ist, zumindest kleine Akzente zu setzen, zum Nachdenken anzuregen oder auch zu irritieren, ein bisschen zu stören. Denn in Therapien sind es oft die kleinen, scheinbar unwichtigen Momente, die maximale Wirkung entfalten können.

So verlässlich wie eine Psychotherapie irgendwann zu Ende geht, werden also auch bei diesem Buch bald die letzten Zeilen geschrieben sein. Das Gefühl, dass ich dabei erlebe, ist, wie häufig bei Abschieden, von Ambivalenz gezeichnet. Stolz, Erleichterung, Erschöpfung, Unsicherheit, Vorfreude, Zweifel, Trauer und Aufregung mischen sich in meinem Inneren zu einem bunten Mix an Gefühlen. Lebendigkeit ist der erste Begriff, der mir einfällt, wenn ich versuche, alles in einem Wort zusammenzufassen. Wie von einer Luftblase getragen, steigt sie aus den wässrigen Tiefen meines Ichs an meine Gedankenoberfläche und verbindet sich oben angekommen leise platzend mit dem luftigen Raum meines Bewusstseins. Wenn also ein kleines oder sogar großes Stück dieser Lebendigkeit in den

Zeilen dieses Buches ein Zuhause finden konnte, um mit dir in Resonanz zu treten, würde mich das sehr glücklich machen.

An manchen Tagen werde ich das Schreiben sicher vermissen, an anderen hingegen werde ich die wiedergewonnene Zeit besonders zu schätzen wissen und anderweitig gestalten. Eine weitere Parallele zu dem Ende einer Psychotherapie. Bei diesen »Enden« handelt es sich um feste Zeitpunkte, die zwar aufgeschoben, aber letztendlich nicht aufgehoben werden können. Ein Abschied steht also unweigerlich irgendwann an. Diese geplanten Abschiede eignen sich sehr gut, um die gemeinsam verbrachte Zeit zu reflektieren und Bilanz zu ziehen, genauso wie ich es gerade mit *Psychotherapie ohne Fachgedöns* mache. Wenn du mitmachen möchtest, findest du unten ein paar Fragen, die so oder in ähnlicher Form auch auf Psychotherapien übertragen werden können. Ersetze dafür einfach »Buch« mit »Psychotherapie« und passe die Verben an, dann solltest du zurechtkommen.

- Was hat dich dazu bewegt, dieses Buch zu lesen?
- Hat sich durch das Lesen etwas daran geändert?
- Hast du neue Dinge über dich und den Menschen allgemein gelernt, die du davor noch nicht wusstest?
- Hat dir das Buch weitergeholfen?
- Haben dich Dinge gestört?
- Hat dich das Buch dazu ermutigt, eine Psychotherapie in Anspruch zu nehmen?
- Hast du jetzt mehr Verständnis für Menschen, die sich für eine Psychotherapie entscheiden oder bereits eine gemacht haben?
- Hat dir das Buch dabei geholfen, komplexe Begriffe besser zu verstehen?

- Bist du neugierig geworden und möchtest gern mehr über psychodynamisches Arbeiten erfahren?

Nur wenn man den Mut hat, aufzuhören, wird man herausfinden, was danach kommen und wie sich die Qualität der Entscheidung anfühlen wird. Es ist also an der Zeit, loszulassen und zu vertrauen, dass alles, wie auch immer und wo auch immer, seinen Platz finden wird.

DANKSAGUNG

Wie oft verpasst man im Alltag die Gelegenheit, sich zu bedanken. Umso schöner finde ich die Möglichkeit, es am Ende eines Buches dann explizit zu tun. Auch weil es unrealistisch wäre, zu behaupten, das Buch sei als isoliertes Produkt meiner Gedanken entstanden. Es ist in ständiger aktiver (darüber sprechen, sich austauschen, lesen …) oder passiver Wechselwirkung ((mit-)fühlen, beobachten, …) mit meiner Umwelt entstanden. Und die Vermutung liegt sehr nahe, dass mein Unbewusstes das Ganze schon seit etwas längerer Zeit auf der Agenda hatte.

Zuerst möchte ich dem Kösel-Verlag danken, insbesondere meiner Lektorin Sandra Czech für ihre wunderbare, einfühlsame und hilfreiche Begleitung des Schreibprozesses. Danke an Isabelle Toppe für die Redaktion. Herzlichen Dank auch an Anne Dittmann, die gezeigt hat, was feministische Solidarität in der Praxis bedeutet. Danke an meine Instagram-Community, die lauten, die stillen und alle anderen Follower:innen, die meine Arbeit seit Jahren unterstützen. Danke an all meine Patient:innen. Danke an alle Psychotherapeut:innen, die auf Instagram unterwegs sind und Präsenz zeigen – ohne euch wäre ich nicht mehr dort. Danke an meine Familie. Danke an all die wunderbaren Menschen, die schon an mich geglaubt haben, als ich selbst noch gezweifelt habe, insbesondere Valerie, Helen, Sinja, Anna, Anna, Laura und Karoline. Danke an Cathrin und Matthias für das selbstverständliche und punktuelle Zur-Verfügung-Stellen ihrer jahrelangen Expertise. Besonderer Dank gilt Paul Cash für das Einbringen seines psychodynamischen Fachwissens und die stets wertschätzenden, konstruktiven Anregungen. Und danke an den Menschen an meiner Seite, der mich täglich begleitet und an langen Schreibtagen mit Pasta und Espresso am Leben hält.

ANMERKUNGEN

Mein zentrales Anliegen ist es, dass sich alle Lesenden angesprochen fühlen und deutlich wird, dass Geschlecht nicht binär ist (Richards, Bouman, Seal, Barker, Nieder & T'Sjoen, 2016). Um das sichtbar zu machen, habe ich mich, wo nötig, für einen Doppelpunkt entschieden.

Ich verwende die Begriffe Frau/Frauen/weiblich nicht im Sinne einer natürlich-feststehenden Kategorie, sondern als soziales Konstrukt. Beim Lesen sollte mitbedacht werden, dass die gesellschaftliche Definition des Frauseins / des Weiblichen mit Diskriminierung und Benachteiligung einhergeht.

Den Begriff FLINTA*-Person nutze ich, um mehrere Personengruppen, die von Diskriminierung besonders betroffen sind, zusammenzufassen. Die Abkürzung meint Frauen, Lesben, intergeschlechtliche, nicht binäre, transgeschlechtliche und agender Personen. Natürlich kann auch dieser Begriff nicht alle Betroffenen einschließen.

Mir ist es wichtig, die Gleichzeitigkeit und das Ineinandergreifen verschiedener Formen von Diskriminierung (Geschlecht, Ethnie, sexuelle Orientierung, Milieu und Ähnliche) gegenüber einer Person in der Gesellschaft hervorzuheben. Auch hier bin ich auf meinen Blick beschränkt, bin aber davon überzeugt, dass es nicht reicht, sich »nur« auf das Frausein zu beziehen.

Mir ist durchaus bewusst, dass die politischen Ansichten J. K. Rowlings derzeit kontrovers diskutiert werden. Die textliche Verarbeitung ihrer Romanreihe *Harry Potter* ist nicht als indirekte Zustimmung ihrer Ansichten zu verstehen, sondern als Teil der kulturellen Prägung der Protagonistin.

LITERATUR

Richards, C., Bouman, W. P., Seal, L., Barker, M. J., Nieder, T. O., & T'Sjoen, G. (2016). Non-binary or genderqueer genders. *International Review of Psychiatry, 28*(1), S. 95–102.